Tujchiev Rashidbek Valizhon ugli

PARTICULARIDADES DA PREPARAÇÃO PARA O TRATAMENTO ORTOPÉDICO

Tujchiev Rashidbek Valizhon ugli

PARTICULARIDADES DA PREPARAÇÃO PARA O TRATAMENTO ORTOPÉDICO

DAS DEFORMAÇÕES DENTÁRIAS SECUNDÁRIAS

ScienciaScripts

Cover image: www.ingimage.com

This book is a translation from the original published under ISBN 978-620-8-41755-0.

Publisher:
Sciencia Scripts
is a trademark of
Dodo Books Indian Ocean Ltd. and OmniScriptum S.R.L publishing group

120 High Road, East Finchley, London, N2 9ED, United Kingdom
Str. Armeneasca 28/1, office 1, Chisinau MD-2012, Republic of Moldova, Europe
Managing Directors: Ieva Konstantinova, Victoria Ursu
info@omniscriptum.com

Printed at: see last page
ISBN: 978-620-8-61451-5

Tujchiev Rashidbek Valizhon ugli

PARTICULARIDADES DA PREPARAÇÃO PARA O TRATAMENTO ORTOPÉDICO DAS DEFORMAÇÕES DENTÁRIAS SECUNDÁRIAS

Monografia

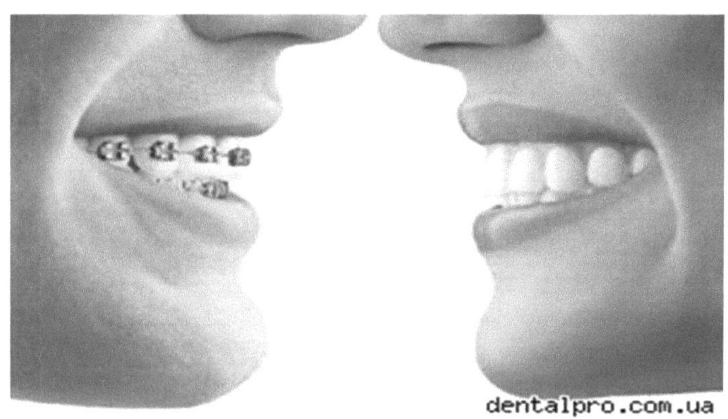

PARTICULARIDADES DA PREPARAÇÃO PARA O TRATAMENTO ORTOPÉDICO DAS DEFORMAÇÕES DENTÁRIAS SECUNDÁRIAS.

Conteúdo.

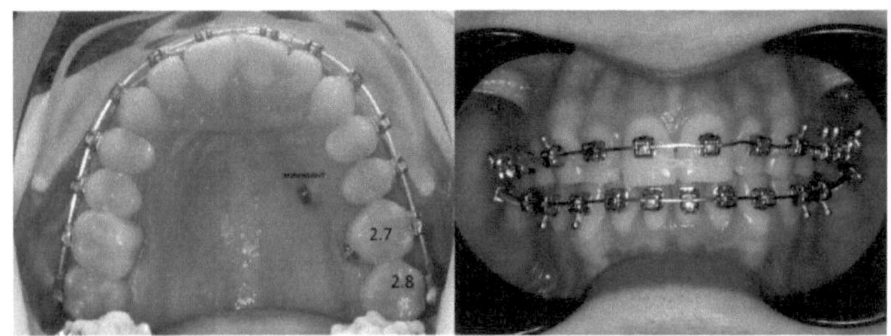
2.7
2.8

Introdução

A preparação para o tratamento ortopédico de pacientes com deformidades dentárias secundárias é uma das tarefas mais difíceis e responsáveis da medicina dentária moderna. As deformações secundárias são alterações na estrutura e função do sistema dento-mandibular resultantes de processos patológicos ou da falta de tratamento atempado. Estas alterações incluem a deslocação dos dentes, a violação da oclusão e da estética, bem como a atrofia óssea. O seu tratamento requer uma abordagem abrangente com o objetivo de restaurar a eficiência da mastigação, a estética e a prevenção de complicações futuras.

Relevância do tema

A medicina dentária moderna depara-se com um número crescente de pacientes que sofrem das consequências de deformidades dentárias secundárias. Este facto deve-se ao número crescente de doenças periodontais, ao aumento da esperança de vida e, consequentemente, à necessidade de preservar a longo prazo a funcionalidade do sistema dento-mandibular. As consequências de traumatismos e de erros de tratamento dentário, que dão origem a casos clínicos complexos, são também de grande importância.

A restauração da integridade anatómica da dentição e da função mastigatória é um pré-requisito fundamental para a manutenção da saúde geral dos pacientes, incluindo a prevenção de doenças gastrointestinais, distúrbios da articulação temporomandibular e até mesmo doenças sistémicas. Assim, as questões da preparação para o tratamento ortopédico de pacientes com deformidades dentárias secundárias estão a tornar-se uma área importante da investigação científica e da prática dentária.

Finalidade e objectivos do estudo

Objetivo do estudo: Desenvolvimento e justificação de uma abordagem abrangente ao diagnóstico, preparação e tratamento de pacientes com deformações dentárias secundárias.

Objectivos do estudo:

1. estudar as principais causas e mecanismos de desenvolvimento das deformações dentárias secundárias.

2. Analisar os métodos modernos de diagnóstico e a sua aplicação na prática clínica.

3. Desenvolver uma classificação das deformações secundárias que tenha em conta os aspectos etiológicos e morfológicos.

4. estudar as particularidades da preparação do sistema dento-mandibular para o tratamento ortopédico.

5. Elaborar recomendações sobre a escolha dos métodos de tratamento em função da gravidade das deformações.

6. Avaliar a eficácia da abordagem interdisciplinar na reabilitação complexa dos doentes.

Metodologia de investigação

Para atingir os objectivos, foram utilizados os seguintes métodos:

- Análise da literatura científica e dos dados actuais sobre o problema das deformações secundárias da dentição.

- Estudos clínicos que envolvem o exame de pacientes com diferentes tipos de deformações.

- Aplicação de métodos instrumentais de diagnóstico (ortopantomografia, tomografia computorizada de feixe cónico, análise oclusográfica).

- Avaliação dos resultados do tratamento através de métodos estatísticos de análise.

Novidade científica e significado prático

Uma nova abordagem à classificação das deformidades secundárias foi desenvolvida no âmbito do estudo, permitindo ter em conta os seus complexos mecanismos patogénicos e manifestações clínicas. Foram propostos métodos melhorados de preparação do sistema dento-mandibular para tratamento ortopédico com base na utilização de tecnologias modernas, incluindo modelação 3D e planeamento digital. Os dados obtidos podem ser utilizados para desenvolver normas de diagnóstico e tratamento, o que aumentará a eficiência e a previsibilidade da reabilitação ortopédica.

Estrutura do trabalho

Esta monografia é composta por uma introdução, cinco capítulos, uma conclusão e uma lista de referências. O primeiro capítulo trata das causas e da classificação das deformidades secundárias da dentição. O segundo capítulo trata dos métodos modernos de diagnóstico. O terceiro capítulo é dedicado às principais etapas de preparação para o tratamento ortopédico. O quarto e o quinto capítulos abordam as particularidades do tratamento e da reabilitação dos pacientes.

Esta monografia destina-se a especialistas em medicina dentária, ortopedistas e estudantes de medicina interessados em abordagens modernas ao diagnóstico e tratamento de deformidades dentárias secundárias.

Capítulo 1: Deformações dentárias secundárias: causas e classificação

1.1 Causas das deformações secundárias

As deformações dentárias secundárias são alterações na estrutura e função do sistema dentoalveolar que surgem e se desenvolvem sob a influência de vários factores. Estas alterações podem ser devidas a causas internas (endógenas) e externas (exógenas) que afectam os dentes, o periodonto e o tecido ósseo.

1.1.1 Causas endógenas

1. **Alterações relacionadas com a idade:**
   - **Diminuição da densidade óssea.** Nos adultos mais velhos, há um enfraquecimento natural da estrutura óssea, especialmente na área da mandíbula, o que torna os dentes mais vulneráveis a movimentos e perdas. O tecido ósseo perde a sua densidade, o que pode contribuir para uma redistribuição do stress sobre os dentes, bem como para alterações na sua posição.
   - **Erosão dentária fisiológica.** Com a idade, ocorre a erosão natural do esmalte, que perturba o contacto oclusal (a relação correta entre os dentes superiores e inferiores). Isto pode levar ao desalinhamento dos dentes, ao desenvolvimento de inclinação dentária e a espaços entre os dentes.
   - **Alterações nos vasos sanguíneos e nas terminações nervosas.** À medida que envelhecemos, o sistema vascular e os nervos que irrigam os dentes e as gengivas tornam-se menos elásticos, o que afecta a nutrição e a reparação dos

tecidos. Isto pode causar alterações nos dentes e no periodonto, contribuindo para o desalinhamento e deformidades dos dentes.

2. **Factores genéticos:**
    - **Predisposição hereditária.** A predisposição genética desempenha um papel importante no desenvolvimento de doenças periodontais, como a paradontite e as anomalias da mordida. As pessoas cujos familiares sofreram de tais doenças têm maior probabilidade de ter os mesmos problemas.
    - **Peculiaridades da estrutura do aparelho maxilofacial.** Factores genéticos podem levar a um tamanho anormal do maxilar, o que, por sua vez, pode afetar o posicionamento dos dentes. Por exemplo, um maxilar estreito ou dentes demasiado grandes podem fazer com que estes fiquem tortos, inclinados ou demasiado comprimidos.
    - **Subdesenvolvimento ou hipertrofia dos tecidos moles.** As anomalias no desenvolvimento dos tecidos moles, como a gengiva ou os ligamentos, também podem ser determinadas geneticamente e afetar a estabilidade dos dentes, levando ao seu movimento e deformidade.
3. **Perturbações metabólicas:**
    - **Deficiências de vitaminas e minerais.** As deficiências de elementos vitais como o cálcio, a vitamina D e o fósforo afectam a resistência dos ossos e dos dentes. A diminuição dos níveis destas substâncias pode enfraquecer os ossos do maxilar, o que, por sua vez, aumenta o risco de deformações dentárias e perda de dentes. Por exemplo, a deficiência de cálcio torna os dentes mais susceptíveis de se partirem e deslocarem.

- **Doenças endócrinas.** Várias doenças do sistema endócrino, como a diabetes, o hipo e o hipertiroidismo, podem causar inflamação no tecido periodontal e no osso. As alterações nos níveis de hormonas como a insulina, a tiroxina ou a calcitonina podem afetar a mineralização óssea e a saúde dentária. Por exemplo, a diabetes aumenta a suscetibilidade à infeção e à inflamação, o que pode contribuir para a doença periodontal e consequentes alterações na posição dos dentes.
- **Flutuações hormonais.** As alterações hormonais, como as que ocorrem durante a gravidez, a menopausa ou a adolescência, podem afetar significativamente a saúde das gengivas e dos ossos, tornando-os mais propensos à inflamação e à perda de dentes. Nas mulheres na menopausa, a diminuição dos níveis de estrogénio pode afetar a resistência óssea, aumentando o risco de osteoporose e agravando a doença periodontal.

4. **Factores psico-emocionais:**
    - **Stress e perturbações nervosas.** O stress psico-emocional pode causar tensão nos músculos da mandíbula, o que interfere com o funcionamento normal do sistema dentoalveolar. O stress crónico também pode contribuir para o bruxismo (ranger dos dentes), que leva a um maior desgaste e desalinhamento dos dentes.
    - **Síndrome de fadiga crónica.** Os indivíduos que sofrem de fadiga crónica podem sofrer alterações no sistema imunitário, o que aumenta a propensão para a inflamação oral e a deterioração periodontal.

Tudo isto se conjuga para criar uma imagem abrangente dos factores que influenciam a estabilidade e a saúde da dentição em diferentes idades.

1.1.2 Causas exógenas que afectam a estrutura e a funcionalidade do sistema dento-mandibular

As causas exógenas que afetam o sistema dentoalveolar são fatores externos que podem levar ao desenvolvimento de deformidades dentárias secundárias. Estas causas podem estar relacionadas com traumatismos, doenças, tratamentos inadequados e aspectos socioeconómicos. Vejamos os principais fatores exógenos que afetam o sistema dento-mandibular.

1. **Perda de dentes e alterações oclusais associadas:**
   - **Perda de um ou mais dentes.** Quando há perda de dentes, especialmente na região anterior ou no masseter, os dentes vizinhos e antagónicos começam a mover-se, o que perturba o equilíbrio geral da dentição. Os dentes vizinhos começam a migrar em direção ao defeito, causando alterações nos contactos interdentários e contribuindo para a deformidade da dentição.

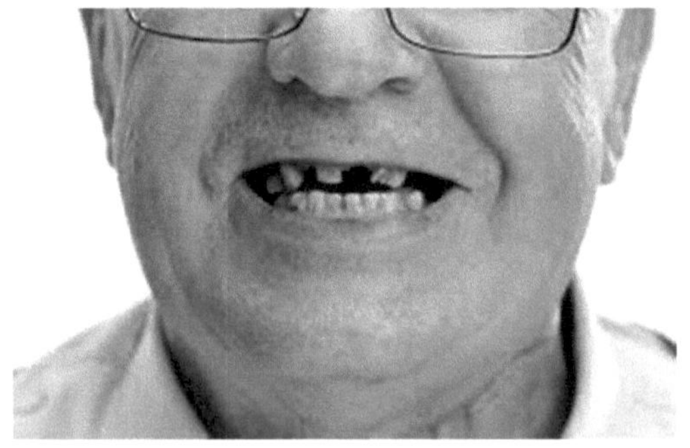

- **Alterações na oclusão.** Os defeitos oclusais (por exemplo, má oclusão) estão associados à perda de dentes e à migração dos dentes vizinhos, o que perturba a relação natural das fileiras de dentes. O desalinhamento dos dentes pode levar à disfunção da articulação temporomandibular (ATM) e pode causar problemas na mastigação e na fala.

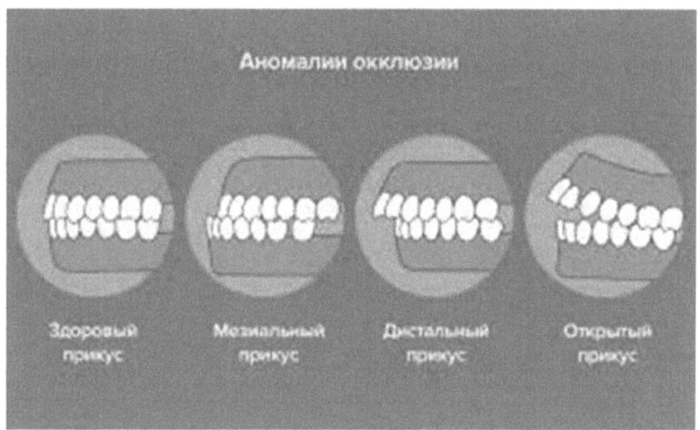

- **Atrofia do processo alveolar.** A falta de carga mastigatória nas áreas de defeito contribui para a atrofia óssea na área da dentição. Este facto pode prejudicar as condições de colocação de próteses ou implantes e levar a novas alterações na posição dos dentes.

2. **Doenças periodontais:**
   - **Doenças inflamatórias.** A gengivite e a periodontite são processos inflamatórios que são acompanhados pela destruição dos tecidos periodontais (gengivas, ligamentos, tecido ósseo), o que leva a uma maior mobilidade e migração dos dentes. Estas doenças perturbam a estabilidade dos dentes e podem levar à sua perda.

- **Reabsorção óssea progressiva.** Como resultado da inflamação nos tecidos periodontais, há uma destruição gradual do tecido ósseo da mandíbula, o que agrava a migração dos dentes e prejudica a fixação dos dentes nos alvéolos. Isso pode levar à perda e ao deslocamento dos dentes na dentição.
- **Diminuição do suporte dos dentes.** Devido à reabsorção óssea e aos danos nos ligamentos periodontais, os dentes tornam-se mais móveis, o que contribui para a sua deslocação. Este facto também aumenta a probabilidade de defeitos oclusais secundários e de perturbações de todo o sistema dentoalveolar.
- 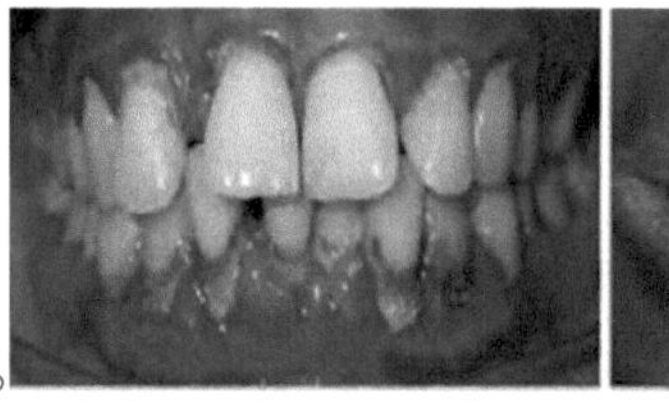 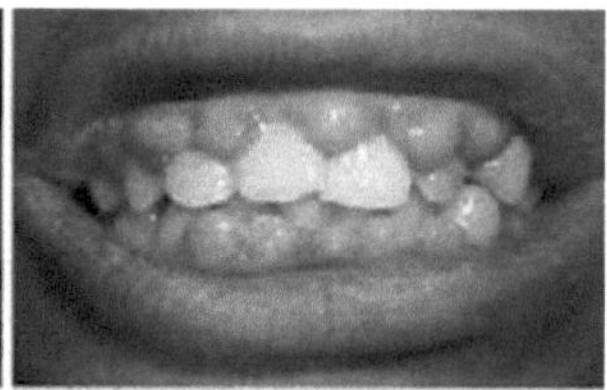

3. **Erros e complicações dos tratamentos dentários:**
   - **Próteses e implantes de má qualidade.** Uma prótese ou implante mal ajustado que comprometa os pontos de contacto ou a oclusão pode levar ao desalinhamento dos dentes e a uma função prejudicada. Um mau acabamento, como no fabrico de próteses, pode perturbar a biomecânica do sistema dentoalveolar e causar deformidades secundárias.
   - **Tratamento ortodôntico incorreto.** Os erros no tratamento ortodôntico (por exemplo, planeamento incorreto ou seleção inadequada de aparelhos ortodônticos) podem levar a uma distribuição incorrecta da carga sobre os dentes, o que, por sua vez, contribui para alterações na sua posição e

deformações da dentição. Pode também causar problemas nas articulações, como a disfunção da ATM.

4. **Distribuição incorrecta da carga de mastigação:**
    - **Defeitos na dentição.** Se existirem defeitos na dentição, tais como dentes em falta, próteses incorrectas ou anomalias ortodônticas, a carga sobre os dentes não é distribuída uniformemente. Este facto pode contribuir para o desgaste e pode também levar ao desenvolvimento de uma erosão dentária anormal, que contribui para o desalinhamento e deformação dos dentes.
    - **Sobrecarga.** Quando os dentes individuais são sujeitos a uma pressão excessiva (por exemplo, com uma mordida incorrecta ou após a colocação de próteses), isso acelera o seu desgaste e pode também provocar a sua inclinação ou deslocamento, criando condições para deformidades dentárias secundárias.
5. **Factores socioeconómicos:**
    - **Falta de acesso a cuidados dentários de qualidade.** Em algumas regiões ou para certos segmentos da população, o acesso limitado a cuidados dentários de elevada qualidade pode levar a atrasos no diagnóstico e no tratamento de doenças do sistema dento-mandibular. Isto pode levar à deterioração dentária, à perda de dentes e ao desenvolvimento de deformidades secundárias.
    - **Negligência das medidas preventivas.** A falta de atenção à prevenção de doenças dentárias, a falta de consultas regulares com um dentista, uma higiene oral inadequada podem levar ao desenvolvimento de doenças periodontais e dentárias, o que cria as condições para deformidades. Além disso, a falta de medidas preventivas pode contribuir para a

acumulação de placa bacteriana, que é o principal fator de risco para o desenvolvimento de cáries dentárias e doenças periodontais.

6. **Lesões traumáticas:**
   - **Traumatismos mecânicos no maxilar ou nos dentes.** Lesões como pancadas ou fracturas no maxilar ou nos dentes podem levar a desalinhamentos e danos nas estruturas dentárias. As fracturas dentárias ou o comprometimento da integridade óssea resultam frequentemente na perda de dentes, o que perturba o equilíbrio global do sistema dentoalveolar e pode causar a migração dos dentes vizinhos.
   - **Consequências do traumatismo.** Após um traumatismo, os dentes podem ser deslocados ou mesmo perdidos, contribuindo para defeitos oclusais e deformidades secundárias. Por exemplo, se a mandíbula ou os dentes forem fracturados, um tratamento inadequado ou a falta de reabilitação atempada podem agravar a situação e levar a alterações a longo prazo no sistema dentoalveolar.

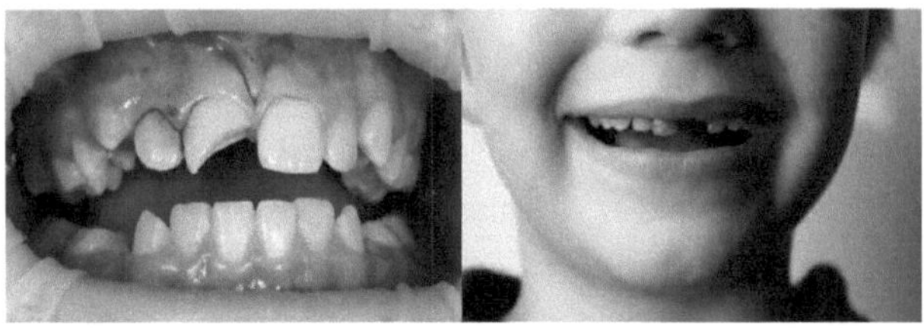

7. **Erros e complicações após intervenções dentárias:**
   - **Trabalho de má qualidade durante o tratamento ortodôntico.** Erros no processo de instalação de aparelhos ou outros aparelhos ortodônticos que não tenham em conta as peculiaridades da anatomia do paciente podem levar a

um movimento incorreto dos dentes. Este facto, por sua vez, provoca a deformação da linha do dente e altera a sua posição.

- **Factores iatrogénicos.** Estes factores incluem erros associados a obturações, coroas ou pontes fabricadas incorretamente que podem interferir com os pontos de contacto e levar a alterações na oclusão. Uma prótese mal ajustada pode afetar os dentes e os maxilares de uma forma que os faz deslocar ou deformar.

Assim, os factores exógenos podem afetar significativamente a estabilidade e a funcionalidade do sistema dento-mandibular, conduzindo a deformações secundárias da dentição, a perturbações da oclusão e à deterioração dos dentes e dos tecidos periodontais.

1.2 Classificação das deformações secundárias.

A classificação das deformidades dentárias secundárias permite sistematizar os dados sobre as alterações patológicas, realçando as suas caraterísticas e causas. Isto é importante para o diagnóstico e para a seleção das tácticas de tratamento.

Para facilitar o diagnóstico e a escolha das tácticas de tratamento, as deformações dentárias secundárias são classificadas de acordo com os seguintes critérios:**1.2.1.**

1. **Por localização:**
   - Deformações frontais (incisivos e caninos).
   - Deformações do masseter (pré-molares e molares).
2. **Em termos de gravidade:**
   - Menor (alterações oclusais iniciais que não requerem uma intervenção significativa).

- Moderada (deslocação dos dentes, alterações na eficiência da mastigação).
- Grave (distúrbio de oclusão significativo que requer tratamento complexo).

3. **Etiologia:**
   - Traumáticas (consequências de lesões mecânicas).
   - Inflamatório (relacionado com a doença periodontal).
4. Iatrogénico:
   - Devido a complicações do tratamento ou a procedimentos médicos mal executados.a).
   - Iatrogénica (resultado de um tratamento de má qualidade ou de erros do médico).
5. **Por natureza das mudanças:** Horizontal (movimento de
   - Horizontal (deslocação dos dentes na direção ântero-posterior).
   - Vertical (intrusão ou extrusão).
   - Rotacional (rotações dos dentes).
   - Vertical (extrusão ou intrusão dos dentes).
   - Rotacional (rodar os dentes em torno do seu eixo).
6. **Consequências funcionais:** Perturbação da oclusão.
7. Defeitos estéticos.
   - Distúrbios oclusais.
   - Defeitos estéticos.
   - Combinados.
8. **Em termos de duração da deformação:**
   - Aguda (início recente).
   - Crónica (a longo prazo).

1.3 Aspectos biomecânicos das deformações secundárias

Os aspectos biomecânicos das deformidades dentárias secundárias englobam a interação de várias estruturas do sistema dentoalveolar e a influência de vários factores na estabilidade dos dentes e na sua posição. Estes aspectos são de importância fundamental na compreensão dos mecanismos de desenvolvimento das deformidades secundárias, bem como na seleção de métodos eficazes para o seu tratamento e prevenção.

1. **Um desequilíbrio entre os dentes e os músculos da mastigação:**
   - Normalmente, o sistema dentoalveolar funciona em harmonia entre os dentes, o tecido ósseo, as gengivas e os músculos mastigatórios. Quando este equilíbrio é perturbado, por exemplo, devido a alterações na posição dos dentes, distribuição incorrecta da carga mastigatória ou defeitos oclusais, certos músculos ficam sobrecarregados. Isto pode fazer com que os dentes se desloquem na direção do defeito ou criar condições para que se inclinem e mudem de posição. Estes desequilíbrios podem também levar a tensões adicionais na ATM (articulação temporomandibular), o que contribui para a dor e outras perturbações funcionais.
2. **A influência dos contactos oclusais:**
   - A oclusão é a relação das fileiras de dentes quando estes estão comprimidos. Os contactos oclusais inadequados criam áreas de sobrecarga em cada dente, o que pode causar a sua deslocação ou uma carga anormal nas estruturas ósseas. Por exemplo, quando os contactos interdentários são inadequados (por exemplo, mordida incorrecta ou falta de dentes), os dentes podem ser sujeitos a uma pressão adicional, o que acelera a sua migração ou causa um desalinhamento das filas de dentes. A oclusão incorrecta

pode também contribuir para o desgaste excessivo dos dentes ou para o bruxismo (ranger dos dentes), o que agrava ainda mais a situação.

3. **O papel do tecido ósseo:**
    - **Atrofia alveolar.** A atrofia óssea na área de um defeito (por exemplo, perda de um dente) é um processo biomecânico importante que afecta diretamente a estabilidade dos dentes remanescentes. Sem carga em certas áreas da mandíbula, por exemplo, no local de um dente perdido, o processo alveolar começa a atrofiar, reduzindo a função de suporte para os dentes vizinhos. Isto cria condições para a sua deslocação e outras alterações na fila de dentes. Assim, a atrofia óssea agrava o problema da perda dentária, contribuindo para a migração dos dentes vizinhos e piorando a posição geral do sistema dentoalveolar.
4. **Uma abordagem interdisciplinar:**
    - Para tratar eficazmente as deformações dentárias secundárias, é importante ter em conta os dados de diferentes disciplinas médicas. Uma abordagem combinada que inclua a ortodontia, a ortopedia e a cirurgia oral pode avaliar e tratar corretamente as causas das deformidades. Por exemplo, um ortodontista pode corrigir dentes desalinhados com aparelhos ou outros aparelhos, enquanto um ortopedista pode restaurar dentes perdidos com próteses ou implantes. Pode ser necessária uma cirurgia para reconstruir o osso e corrigir as deformidades do maxilar para ajudar a evitar uma maior migração dos dentes e estabilizar a sua posição. Esta abordagem abrangente assegura o melhor resultado possível e minimiza o risco de recorrência da deformidade.

1.4 Aspectos sociais e psicológicos

As deformidades dentárias secundárias não só afectam a condição física do doente, como também podem ter consequências sociais e psicológicas significativas. As alterações no sistema dentoalveolar podem afetar a qualidade de vida, a autoconfiança e a adaptação social do doente.

1. **Desconforto estético:**
   - O desalinhamento dos dentes e os defeitos oclusais, como o cruzamento, o desalinhamento ou os espaços entre os dentes, podem afetar significativamente a estética do sorriso. Os problemas estéticos causam desconforto psicológico ao paciente, uma vez que a aparência desempenha um papel importante na vida social. As pessoas com dentes deformados sentem-se frequentemente inseguras, evitam socializar e limitam a sua participação em eventos sociais, o que pode afetar a sua autoestima e autoconfiança.
2. **Adaptação social:**
   - As alterações na aparência, incluindo as alterações no sistema dentoalveolar, podem dificultar a adaptação social dos doentes, especialmente se os defeitos afectarem a fala ou a expressão facial. As pessoas com perturbações dentoalveolares podem ter dificuldades na comunicação interpessoal e podem também enfrentar problemas na sua vida profissional e pessoal. Isto pode levar ao isolamento social, à depressão e até à redução da capacidade de trabalho.
3. **A importância da informação ao paciente:**
   - Informar os doentes sobre as causas das deformidades secundárias e as possíveis consequências destas alterações é

importante para aumentar a sua motivação para o tratamento. Os doentes que compreendem a importância do diagnóstico precoce e da prevenção dos distúrbios dentoalveolares têm maior probabilidade de participar no tratamento e de seguir as recomendações do dentista. Explicar todas as fases do tratamento, incluindo os possíveis riscos e benefícios, ajuda a reduzir a ansiedade e a melhorar a interação médico-paciente.

1.5 Exemplos clínicos e ilustrações

Exemplos clínicos e fotografias de pacientes com deformações dentárias secundárias podem servir como uma excelente ferramenta para visualizar as principais classificações de deformações e as suas caraterísticas de desenvolvimento. A demonstração de casos reais ajuda:

- Mostrar a variedade de deformidades secundárias: desde pequenas alterações na posição dos dentes até casos mais complexos com perturbação da função oclusal e da estrutura óssea.
- Avaliar os resultados do tratamento: as fotografias antes e depois permitem-lhe ver a eficácia com que as deformações secundárias podem ser corrigidas com intervenções ortodônticas ou ortopédicas.
- Demonstrar a importância de uma intervenção precoce: o diagnóstico e o tratamento precoces das deformidades secundárias aumentam significativamente as hipóteses de uma restauração bem sucedida da dentição e da normalização da função dento-mandibular.

Casos clínicos, complementados por descrições detalhadas dos métodos de tratamento utilizados em cada caso, ilustram a importância de uma abordagem abrangente e da escolha correta das tácticas de tratamento para obter os melhores resultados.

Discussão aprofundada das causas e categorização

Factores socioeconómicos: a acessibilidade insuficiente aos cuidados dentários e o baixo nível de cultura dentária da população desempenham um papel importante. A negligência dos cuidados preventivos regulares e a procura tardia de ajuda contribuem para o desenvolvimento de deformidades complexas.1.3 Aspectos biomecânicos das deformidades secundárias.

Aspectos biomecânicos: O deslocamento dos dentes leva a uma alteração na distribuição das cargas, o que agrava as deformidades existentes e cria novos problemas. As análises da biomecânica da oclusão e da mastigação desempenham um papel fundamental na compreensão dos processos que conduzem às deformações.

Caraterísticas individuais: A predisposição genética, a idade, a saúde óssea e a capacidade de regeneração são também factores importantes no desenvolvimento de deformidades secundárias.

Capítulo 2: Diagnóstico das deformações secundárias

As deformidades secundárias do sistema dentoalveolar são o resultado de várias condições patológicas e requerem um diagnóstico cuidadoso para escolher as melhores tácticas de tratamento. O processo de diagnóstico envolve a utilização de técnicas modernas de imagiologia, testes funcionais e análise oclusal, o que permite aos especialistas diagnosticar com precisão e prever a progressão da doença. Este capítulo aborda as principais técnicas de diagnóstico das deformações secundárias e apresenta exemplos de casos.

2.1 Métodos de diagnóstico modernos

São utilizados vários métodos modernos para diagnosticar deformidades secundárias do sistema dentoalveolar, que fornecem informações exactas sobre o estado dos dentes, maxilares, tecidos moles e outras estruturas importantes. Os principais métodos de diagnóstico são descritos de seguida.

2.1.1 Radiografia

A radiografia continua a ser um dos métodos de diagnóstico mais acessíveis e amplamente utilizados em medicina dentária. A tecnologia radiográfica moderna permite a obtenção de imagens com uma dose mínima de radiação e uma elevada precisão. Os principais tipos de radiografia utilizados para o diagnóstico de deformidades secundárias:

1. **Radiografia panorâmica (ortopantomograma):**
    - Este método permite obter uma visão global de todo o sistema dento-mandibular, incluindo os dentes, os maxilares e a articulação temporomandibular. A radiografia

panorâmica é o principal instrumento de diagnóstico inicial, pois permite detetar alterações da estrutura óssea, processos inflamatórios e outras patologias. A radiografia panorâmica ajuda no diagnóstico de várias deformidades e patologias, tais como anomalias dentárias, doenças periodontais, defeitos ósseos e doenças articulares.

2. **Cefalometria:**
   - É um método radiográfico utilizado para avaliar as caraterísticas anatómicas do crânio e das suas partes, o que é particularmente importante na análise das deformidades dos ossos da face e dos maxilares. O exame cefalométrico permite avaliar a posição dos dentes e dos maxilares em relação uns aos outros, o que é importante para o diagnóstico de distúrbios oclusais, anomalias da mordida e deteção de anomalias da anatomia normal.
3. **Radiografia em projecções:**
   - Este método é utilizado quando é necessário examinar áreas específicas do maxilar, por exemplo, quando se suspeita de deformidades ou alterações patológicas. As imagens podem ser obtidas em diferentes projecções para melhor identificar destruição óssea, inflamação ou sinais de lesões traumáticas (por exemplo, osteomielite, fracturas).

2.1.2 Tomografia computorizada (TC)

A tomografia computorizada (TC) é um método de diagnóstico de alta tecnologia baseado no exame camada a camada, que melhora significativamente a precisão do diagnóstico de deformidades e patologias complexas. A TC fornece imagens pormenorizadas, o que é fundamental quando se examinam deformidades secundárias graves.

A utilização da tomografia computorizada permite:

- Avaliar a espessura e a densidade óssea e a presença de alterações patológicas, como atrofia óssea, quistos ou tumores.
- Examinar o estado da articulação temporomandibular, detectando inflamações ou alterações degenerativas.
- Avaliar as relações espaciais entre os dentes, os maxilares e os tecidos moles circundantes.
- Planear intervenções cirúrgicas, especialmente em casos complexos de deformações dos maxilares.

Tomografia computorizada de feixe cónico (CBCT): A CBCT é diferente na medida em que utiliza uma dose mais baixa de radiação, mantendo uma elevada qualidade de imagem. Isto é especialmente importante para a monitorização a longo prazo de pacientes com deformidades crónicas, permitindo aos médicos acompanhar as alterações ao longo do tempo e ajustar o tratamento. O método é utilizado não só para o diagnóstico, mas também para o planeamento de intervenções dentárias complexas.

2.1.3 Modelação 3D

A modelação 3D é uma tecnologia relativamente nova no diagnóstico e planeamento de tratamentos que permite a criação de imagens tridimensionais precisas de estruturas anatómicas. Os modelos são criados a partir de dados de TAC ou RMN e são utilizados para uma análise mais aprofundada das deformidades e dos planos de tratamento.

As aplicações da modelação 3D incluem:

- **Criação de modelos virtuais exactos dos maxilares e dos dentes.** Estes modelos ajudam os especialistas a estudar mais pormenorizadamente a disposição mútua dos dentes e dos maxilares, a identificar o desalinhamento dos dentes e as anomalias da estrutura.

- **Modelação cirúrgica.** Os modelos 3D permitem planear antecipadamente a cirurgia, avaliando os seus resultados, o que é especialmente importante na reconstrução dos maxilares ou na correção de deformidades complexas.
- **Previsão das alterações resultantes do tratamento ortodôntico.** Os modelos virtuais podem prever a forma como os dentes se irão mover sob a influência de aparelhos ortodônticos, permitindo aos médicos escolher o plano de tratamento mais adequado e evitar possíveis complicações.

Este método é particularmente eficaz no planeamento de intervenções complexas, como a reconstrução do maxilar após trauma ou doença, e na avaliação de alterações a longo prazo após tratamento ortodôntico. A modelação 3D permite ao médico visualizar os resultados e avaliar possíveis opções de intervenção, o que melhora significativamente o resultado do tratamento.

2.1.4 Testes funcionais e análise de oclusão

Uma parte importante do diagnóstico das deformidades secundárias é a análise funcional do sistema dentoalveolar. Esta análise inclui:

1. **Avaliação dos contactos oclusais.** Uma distribuição incorrecta da carga entre os dentes pode levar a um desalinhamento. Para tal, o dentista pode utilizar testes oclusais, como impressões com materiais especiais ou diagnósticos com sondas de força.
2. **Testes de mobilidade dentária.** A mobilidade dentária indica frequentemente a presença de inflamação nos tecidos periodontais,

bem como a destruição óssea progressiva. Para avaliar a mobilidade dentária, pode ser utilizado o método palpatório ou um aparelho especial para medir a força da mobilidade.

3. **Análise da função mastigatória.** Este teste ajuda a detetar anomalias na articulação temporomandibular e nos músculos mastigatórios que podem contribuir para a deformidade dentária. As perturbações podem manifestar-se por dor, restrição de movimentos ou deformação das superfícies articulares.

2.1.5 Exemplos clínicos

Os exemplos clínicos de casos de diagnóstico ajudam a ilustrar a utilização de diferentes métodos de diagnóstico. Vejamos alguns exemplos:

- **Exemplo 1:** Paciente com perda de vários dentes e alterações na oclusão. A utilização da radiografia panorâmica e da tomografia computorizada permitiu avaliar o estado do tecido ósseo, identificar sinais de atrofia alveolar e planear o tratamento protético.

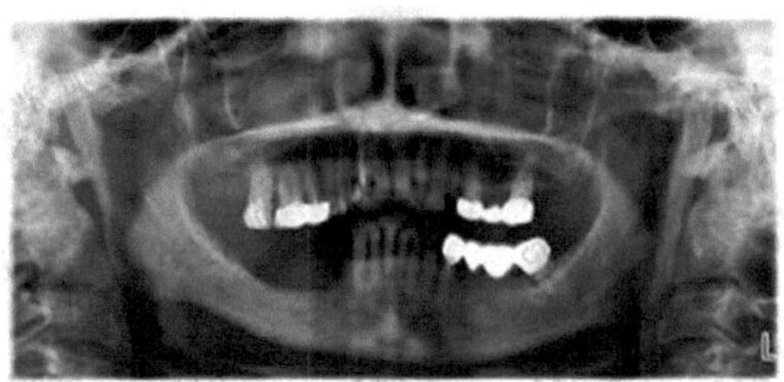

- **Exemplo 2:** Paciente com deformações maxilares graves após traumatismo. A cefalometria e a modelação 3D permitiram avaliar o grau de deformidade e planear a cirurgia de restauração.

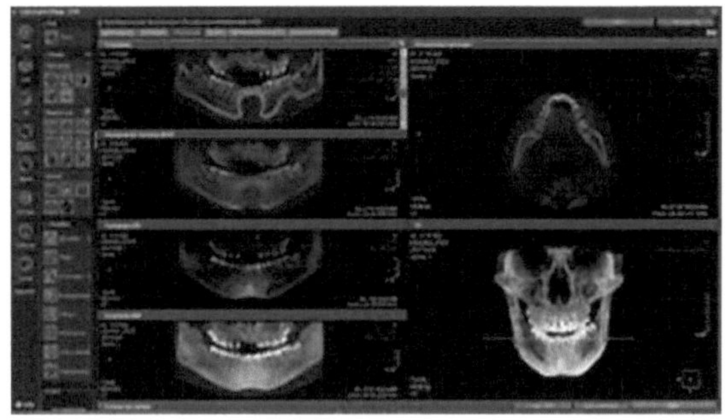

- **Exemplo 3: Um** paciente com periodontite crónica e mobilidade dentária. Testes funcionais e radiografias de projeção ajudaram a identificar a presença de inflamação e sugeriram um tratamento protético com a utilização de implantes.

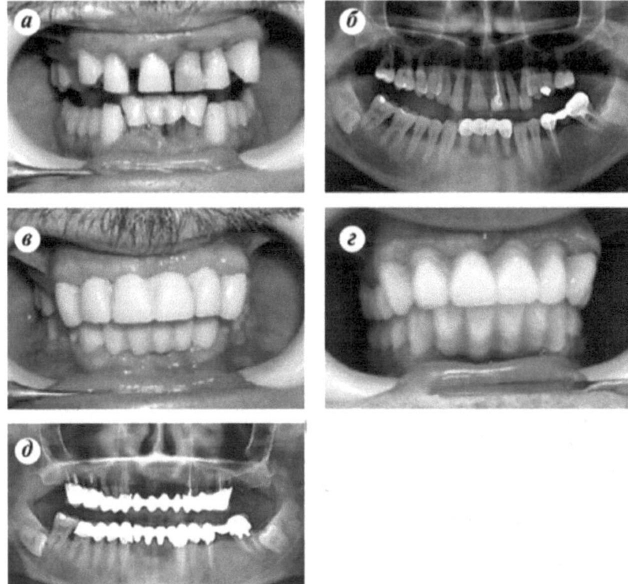

Estes exemplos sublinham a importância de uma abordagem integrada do diagnóstico, em que diferentes técnicas de imagiologia e testes funcionais se complementam, permitindo a realização de diagnósticos exactos e o planeamento de um tratamento eficaz.

2.2 Análises oclusais e testes funcionais

A avaliação oclusal, que é um elemento-chave no diagnóstico de deformidades secundárias, tem como objetivo analisar a interação entre os dentes dos maxilares superior e inferior. As anomalias oclusais podem ser tanto uma causa como uma consequência das deformidades secundárias. É importante considerar que a disfunção oclusal pode não ser apenas um fator que leva a alterações no sistema dentoalveolar, mas também um dos elementos mais importantes na escolha das táticas de tratamento. Esta parte do capítulo aborda métodos de análise da oclusão e exames funcionais, que permitem um diagnóstico mais preciso dos problemas e a determinação das melhores vias de intervenção.

2.2.1 Avaliação da oclusão

A avaliação oclusal é o processo de examinar a forma como os dentes superiores e inferiores interagem uns com os outros. Para o efeito, são utilizados vários métodos que ajudam a identificar não só anomalias óbvias, mas também anomalias ocultas.

1. **Diagnóstico visual**:
   - Este método consiste em examinar o paciente de modo a detetar irregularidades visíveis na mordida. O médico avalia a posição dos dentes, a simetria facial, a relação dos maxilares e a sua posição entre si. É dada especial atenção aos dentes tortos, à má oclusão, aos sinais de desgaste dentário e a eventuais disfunções da articulação temporomandibular (ATM). O diagnóstico visual pode ajudar a identificar problemas como a má oclusão, a mordida aberta ou profunda e anomalias dentárias como dentes tortos ou apinhados.

2. **Modelação da mordida**:
   - Este método envolve a criação de impressões precisas dos dentes do paciente, que são depois analisadas para detetar anomalias na sua interação. A modelação da mordida pode detetar problemas que podem não ser tão óbvios no primeiro exame, mas que são, no entanto, importantes para o diagnóstico e o planeamento do tratamento. As impressões proporcionam uma oportunidade para examinar a forma como os dentes entram em contacto durante as diferentes fases da função mastigatória e para identificar áreas de sobrecarga ou de contacto incorreto.
3. **Testes de oclusão**:
   - Estes testes destinam-se a determinar os pontos exactos de contacto dos dentes para várias funções do maxilar, como mastigar alimentos, fechar a boca e emitir sons. O médico pode utilizar indicadores de papel especiais que marcam os pontos de contacto dos dentes, bem como testes funcionais como a mordida em movimento ou a análise estática da mordida. Estes testes ajudam a detetar quaisquer irregularidades, como uma distribuição incorrecta da carga, que pode levar à deformação da dentição.
4. **Fotogrametria digital e análises informáticas**:
   - Com a tecnologia digital, os desvios de uma mordida normal podem ser medidos com maior exatidão. Isto inclui os desvios verticais, horizontais e transversais. Os sistemas informáticos modernos podem analisar com rapidez e precisão os dados obtidos a partir de fotografias ou vídeos, o que ajuda não só a diagnosticar anomalias, mas também a monitorizar a dinâmica das alterações ao longo do tempo. Estes sistemas podem também construir modelos 3D

detalhados da dentição, o que facilita um planeamento mais preciso do tratamento.

2.2.2 Estudos funcionais

Os exames funcionais desempenham um papel importante na deteção de patologias da ATM e na avaliação da sua mobilidade, bem como na investigação de perturbações funcionais que possam estar associadas a perturbações oclusais. Permitem a deteção de problemas ocultos, tais como perturbações da coordenação dos maxilares ou sobrecarga muscular, que podem conduzir a deformidades secundárias.

1. **Eletromiografia (EMG)**:
   - A EMG é um método de exame utilizado para estudar a atividade dos músculos mastigatórios. A EMG pode ser utilizada para avaliar o grau de tensão dos músculos durante o funcionamento do sistema dentoalveolar, bem como para detetar a presença de disfunções que possam estar associadas a patologias da ATM. Por exemplo, a hipertonia ou a subactividade de certos músculos pode indicar uma sobrecarga articular ou uma falta de coordenação dos movimentos, que pode ser a causa de deformidades secundárias.
2. **Mobilidade da mandíbula**:
   - Este método de exame visa avaliar a mobilidade do maxilar em diferentes direcções. Ajuda a detetar restrições ou movimentos dolorosos do maxilar, que podem ser devidos a lesões da ATM ou artrite. O estudo da mobilidade permite avaliar com precisão a liberdade e a ausência de dor dos movimentos da mandíbula em diferentes direcções, bem como em que áreas de movimento ocorre dor ou restrição.

3. **Sobreposições de articulação e testes de dor**:
    - o As placas de articulação são dispositivos especiais que nos permitem avaliar o funcionamento da ATM e identificar síndromes de dor. Estas placas são colocadas entre os dentes superiores e inferiores para simular as tensões que os maxilares sofrem durante a mastigação. Deste modo, o médico pode avaliar o grau de tensão das articulações e se existe uma reação dolorosa. A utilização de onlays ajuda a detetar perturbações funcionais como o ranger dos dentes (bruxismo) ou outras perturbações que podem levar a deformações dentárias secundárias.
4. **Estudos cinemáticos**:
    - o Os estudos cinemáticos são um dos métodos mais avançados de avaliação dos movimentos dos maxilares. Estes exames analisam a forma como a mandíbula se move durante diferentes funções, como abrir e fechar a boca, mastigar e pronunciar sons. Estes estudos ajudam a identificar anomalias na coordenação dos movimentos da mandíbula, bem como disfunções da ATM. Por exemplo, se os movimentos da mandíbula não estiverem sincronizados, isso pode levar a um desalinhamento dos dentes, dor e outros problemas.

A avaliação oclusal e os exames funcionais são as principais ferramentas para o diagnóstico de deformidades secundárias do sistema dentoalveolar. Em combinação com técnicas de imagem e radiográficas, estes exames permitem aos clínicos identificar as causas exactas das anomalias e desenvolver a estratégia de tratamento mais eficaz. É importante que o diagnóstico seja abrangente, tendo em conta todos os aspectos, como a anatomia, a fisiologia e as caraterísticas funcionais do sistema dentoalveolar.

2.3 Exemplos clínicos

Exemplo 1: Deformidade traumática da mandíbula

Uma doente de 36 anos de idade queixava-se de restrição da mobilidade da mandíbula após um acidente de viação. A radiografia e a TAC revelaram que tinha sofrido uma fratura na região do ramo mandibular, acompanhada de uma deformação secundária da estrutura óssea. Havia evidência de osteossíntese, mas a mandíbula estava deslocada, causando assimetria facial e problemas de mordida.

Após testes funcionais e análise da oclusão, foi determinado que o desalinhamento da mandíbula perturbava o contacto entre os dentes e também exercia pressão sobre a articulação temporomandibular. Através de modelação 3D, foi planeada uma correção cirúrgica, após a qual foram oferecidas ao paciente intervenções ortodônticas para restaurar a oclusão normal.

Exemplo 2: Deformações secundárias na disfunção da ATM

Doente de 45 anos com síndrome de dor crónica na zona da ATM e queixas de dificuldade na mastigação. De acordo com os resultados da TAC e da RMN, foi diagnosticado um processo degenerativo na articulação, acompanhado de inflamação e restrição da mobilidade. A análise oclusal revelou anomalias significativas na mordida, indicando uma ligação entre a disfunção articular e a perturbação do contacto dentário.

Após a realização de testes funcionais, foi tomada a decisão de efetuar um tratamento abrangente, incluindo terapia para aliviar a inflamação da

ATM, correção da oclusão utilizando um protetor bucal e procedimentos de fisioterapia. Os resultados do tratamento demonstraram uma melhoria significativa do estado funcional.

Assim, o diagnóstico de deformidades secundárias requer a utilização de tecnologias e técnicas modernas, incluindo radiografia, TAC, modelação 3D, análise oclusal e estudos funcionais. Isto permite um diagnóstico exato, o desenvolvimento de planos de tratamento individualizados e a previsão de possíveis consequências para a saúde do paciente.

Capítulo 3: Abordagens básicas para a preparação de dentes para tratamento ortopédico

A preparação da dentição para o tratamento ortopédico é uma fase importante que envolve uma abordagem abrangente destinada a restaurar tanto a funcionalidade como a estética do sistema dentoalveolar. A preparação da dentição para o tratamento ortopédico requer uma atenção cuidada, um diagnóstico detalhado e uma cooperação estreita entre especialistas de diferentes áreas, como a medicina dentária, a ortodontia, a periodontia e a cirurgia maxilofacial. Este capítulo descreve os princípios básicos do planeamento do tratamento ortopédico, a importância de uma abordagem multidisciplinar e o papel das técnicas cirúrgicas na preparação da dentição.

3.1 Princípios de planeamento

O planeamento do tratamento ortopédico é a base para uma restauração bem sucedida do sistema maxilar. Envolve um diagnóstico exaustivo, o desenvolvimento de uma estratégia de intervenção e a definição de uma sequência de medidas de tratamento que corresponda de forma óptima às caraterísticas, necessidades e expectativas individuais do paciente. Quanto mais pormenorizado e individualizado for o plano de tratamento, maiores serão as hipóteses de um resultado bem sucedido.

3.1.1 Avaliação da situação clínica

O primeiro passo no processo de planeamento é uma avaliação completa da situação clínica do paciente. O clínico deve efetuar um exame completo da dentição e dos tecidos circundantes, de modo a determinar exatamente quais as intervenções necessárias.

1. **Condição dentária**:
   - É importante identificar a presença de doenças dentárias, tais como cáries, inflamação na área das gengivas (periodontite, gengivite) e danos nos dentes (trauma, fragmentação). O estado dos dentes determinará os métodos de restauração que podem ser utilizados, incluindo a utilização de obturações ou coroas e pontes.
2. **Oclusão**:
   - A avaliação dos pontos de contacto dos dentes e da sua posição mútua desempenha um papel fundamental no diagnóstico. Isto ajuda a identificar possíveis problemas como a má oclusão, a falta de dentes ou a disfunção da ATM (articulação temporomandibular) que podem necessitar de intervenção, tanto ortodôntica como protética.
3. **Qualidade dos tecidos**:
   - A condição das gengivas, do osso e dos tecidos circundantes deve ser considerada para determinar se o tratamento ortopédico pode ser bem sucedido. Se os tecidos estiverem enfraquecidos ou danificados, como em casos de atrofia óssea ou defeitos gengivais profundos, podem ser necessárias intervenções cirúrgicas preliminares, como enxertos ósseos ou colocação de materiais sintéticos para restaurar a massa óssea.

3.1.2 Definição dos objectivos do tratamento

Os objectivos do tratamento protético podem variar consoante a situação clínica, o estado dos dentes e as necessidades gerais do paciente. Os objectivos mais importantes incluem:

1. **Restauração da função perdida**:

- Restaurar a função mastigatória normal e melhorar a oclusão é uma prioridade no tratamento ortopédico. Isto pode incluir a restauração de dentes perdidos com pontes, implantes ou outras soluções protésicas para melhorar a mastigação e normalizar a carga do maxilar.

2. **Restauração estética**:
   - Um dos objectivos mais importantes do tratamento é restaurar a estética da dentição, especialmente na área do sorriso. Isto pode envolver a utilização de facetas, coroas ou implantes para criar uma aparência atractiva e melhorar a confiança do paciente.
3. **Eliminação das sensações dolorosas**:
   - O alívio da dor e do desconforto associados à má oclusão, dentes danificados ou disfunção da ATM são também uma parte importante do tratamento. Isto pode exigir uma intervenção para restaurar os dentes ou corrigir a oclusão.
4. **Prevenção de outras patologias**:
   - Um dos objectivos da preparação dentária é prevenir o desenvolvimento de novas doenças, como a inflamação gengival, a doença periodontal ou a cárie dentária, que podem resultar de uma oclusão inadequada ou do desgaste dos dentes. A prevenção destas condições contribui para os resultados a longo prazo do tratamento protético.

3.1.3 Desenvolvimento de tácticas de tratamento

Após a avaliação da situação clínica e a determinação dos objectivos do tratamento, é desenvolvida uma tática de tratamento que inclui a seleção de um método de intervenção adequado. As opções de tratamento dependem do estado da dentição, da presença de defeitos e dos desejos do paciente.

1. **Tratamento conservador**:
    - Para os pacientes com defeitos dentários menores, como cáries ou desgaste dos dentes, os métodos de restauração conservadores podem ser suficientes. Isto inclui a utilização de obturações, facetas ou coroas para melhorar a função e a estética dos dentes.
2. **Tratamento ortodôntico**:
    - Se for necessário corrigir a posição dos dentes para normalizar a oclusão, pode ser proposto ao doente um tratamento ortodôntico. Este pode envolver a utilização de aparelhos, protectores bucais transparentes ou outros aparelhos ortodônticos para alinhar os dentes e restaurar a mordida correta.
3. **Tratamento ortopédico com próteses**:
    - Os defeitos dentários, como a perda de dentes, podem exigir pontes, próteses removíveis ou implantes. Estas opções de tratamento restauram os dentes perdidos e normalizam a oclusão e a função mastigatória.
4. **Tratamento combinado**:
    - Em caso de defeitos complexos ou de perturbações oclusais, pode ser proposto um tratamento combinado que inclua métodos ortodônticos e ortopédicos. Isto permite obter resultados óptimos na restauração do sistema dentoalveolar.

3.1.4 Previsão do resultado do tratamento

Uma vez desenvolvido um plano de tratamento, é também importante prever os resultados do tratamento para que o doente compreenda o que pode esperar durante e no final do tratamento.

1. **Previsão da longevidade das próteses dentárias**:

- É importante avaliar o tempo de duração das próteses colocadas. Isto depende do estado do tecido sobre o qual são colocadas e da escolha dos materiais. A previsão da durabilidade ajuda a selecionar as soluções mais adequadas para cada paciente individual.

2. **Previsão de riscos**:
   - O médico deve avaliar possíveis riscos, como inflamação, infeção, rejeição do implante ou problemas na ATM. Desta forma, é possível avisar atempadamente o paciente de potenciais complicações e tomar medidas para as minimizar.
3. **Avaliação da satisfação dos doentes**:
   - É importante prever até que ponto o doente ficará satisfeito com os resultados do tratamento em termos de funcionalidade e estética. As expectativas do paciente desempenham um papel importante no processo de tratamento e é importante tê-las em conta no processo de planeamento.

A preparação da dentição para o tratamento protético requer uma abordagem abrangente que inclui um diagnóstico completo, a avaliação da situação clínica, a determinação dos objectivos do tratamento e a seleção das melhores tácticas de tratamento. Os princípios do planeamento, da abordagem interdisciplinar e da previsão de resultados desempenham um papel importante na garantia de uma restauração bem sucedida do sistema dentoalveolar. A harmonização dos vários métodos de tratamento e a preparação pormenorizada permitem obter resultados óptimos, tanto a nível funcional como estético.

3.2 O papel de uma abordagem interdisciplinar

A abordagem interdisciplinar no tratamento ortopédico é a integração do conhecimento e da experiência de especialistas de diferentes áreas da medicina e da medicina dentária, de modo a obter os melhores resultados para o paciente. O tratamento ortopédico dentário requer a interação com vários outros especialistas, como ortodontistas, cirurgiões, terapeutas, periodontistas e outros, o que permite uma solução mais precisa e eficiente para os problemas associados ao restabelecimento da funcionalidade e da estética do sistema dento-mandibular.

3.2.1 Ortodontia e ortopedia

Uma das áreas-chave da abordagem interdisciplinar em medicina dentária é a cooperação entre ortopedistas e ortodontistas. Embora ambos os especialistas trabalhem no âmbito do restabelecimento da funcionalidade dentária, as suas tarefas são diferentes e um tratamento bem sucedido requer frequentemente uma abordagem coordenada.

- **O papel do ortodontista** consiste em corrigir a posição dos dentes, corrigir as irregularidades da mordida e preparar os dentes para os aparelhos ortopédicos. Os ortodontistas diagnosticam e corrigem anomalias como o apinhamento e o desalinhamento dos dentes e criam as condições para futuras intervenções ortopédicas, como implantes e pontes. O posicionamento correto dos dentes é importante para evitar o stress na ATM e nos dentes e para garantir a estabilidade e a durabilidade das próteses.
- **O papel do ortodontista** é restaurar os dentes perdidos e assegurar a funcionalidade global do sistema mastigatório. O ortopedista deve ter em conta as alterações provocadas pelo tratamento ortodôntico, como a melhoria da oclusão ou o alinhamento das linhas dentárias, para desenvolver corretamente uma estratégia de colocação das estruturas protéticas definitivas

(coroas, implantes ou pontes). É importante que o ortodontista tenha em conta o grau de estabilização das filas de dentes após o tratamento ortodôntico, o que afecta a carga posterior dos dentes e das gengivas.

A interação coordenada entre o ortodontista e o prostodontista ajuda a fornecer uma abordagem abrangente para resolver problemas de mordida e restaurar dentes perdidos, o que ajuda a obter resultados duradouros e de alta qualidade.

3.2.2 Cirurgia e próteses

Nalguns casos, os cirurgiões podem ser necessários para preparar os dentes para próteses, implantes ou outros dispositivos protéticos. A intervenção cirúrgica necessária para restaurar o sistema dentoalveolar pode incluir os seguintes procedimentos:

1. Extração de dentes: A extração de dentes torna-se frequentemente necessária quando os dentes estão gravemente danificados, não podem ser reparados, ou são uma fonte de infeção ou outras complicações. A extração de dentes pode fazer parte da preparação para implantes ou para criar espaço para outras estruturas protéticas, como pontes.
2. **Gengivoplastia**: A gengivoplastia é uma cirurgia plástica na gengiva, destinada a corrigir a sua forma para criar condições óptimas para a colocação de implantes, coroas ou outras próteses. Este método ajuda a melhorar o aspeto estético e a prevenir futuras alterações patológicas nas gengivas.
3. Enxerto ósseo: Se o tecido ósseo for insuficiente para os implantes, é necessário efetuar um enxerto ósseo. Este procedimento cirúrgico tem como objetivo restaurar o volume e a

densidade óssea para uma implantação bem sucedida. As opções de enxerto ósseo incluem:

- o **A elevação do seio maxilar** é um procedimento para elevar o nível ósseo na área do maxilar superior, necessário quando a altura do osso é insuficiente para acomodar os implantes.
- o **Enxertos ósseos** - utilização de tecido ósseo do paciente ou de materiais sintéticos para restaurar o volume ósseo necessário para facilitar uma implantação bem sucedida.

Assim, a intervenção cirúrgica desempenha um papel importante na preparação da dentição para a colocação de estruturas protéticas, especialmente em casos de deficiência óssea ou danos nos dentes e gengivas.

3.2.3 Terapeuta e periodontista

Os terapeutas e os periodontistas desempenham um papel fundamental nas fases iniciais de preparação da dentição para o tratamento protético, uma vez que tratam as doenças dos dentes e das gengivas, o que afecta diretamente a escolha e a eficácia das intervenções protéticas posteriores.

1. **Terapeuta**: O terapeuta trata a cárie dentária, a pulpite e outras doenças dentárias que podem afetar a possibilidade de colocação de próteses. Ao tratar a cárie dentária e eliminar os focos infecciosos, podem ser criadas as condições para a colocação segura e duradoura de próteses. Por exemplo, é importante remover todas as lesões cariosas dos dentes antes de iniciar a colocação de coroas ou implantes.
2. **Periodontista**: Os periodontistas especializam-se em doenças das gengivas, como a periodontite e a gengivite. O tratamento destas

doenças é fundamental para a preparação dos dentes, uma vez que as gengivas e os tecidos periodontais saudáveis são a base para as próteses. Os periodontistas tratam a inflamação, reparam os tecidos e fortalecem os dentes, o que evita possíveis complicações aquando da colocação de implantes ou outras estruturas.

3.3 Métodos de preparação cirúrgica

Em alguns casos, os dentes necessitam de preparação cirúrgica antes da colocação de próteses, implantes ou outros dispositivos protéticos. A cirurgia pode ser necessária em casos de defeitos graves no osso, nos dentes ou nas gengivas, e desempenha um papel fundamental para garantir a estabilidade e a longevidade das soluções protéticas.

3.3.1 Remoção de dentes

A extração de dentes é um dos procedimentos cirúrgicos mais comuns na preparação dentária. Este procedimento é necessário quando os dentes estão gravemente cariados ou não podem ser reparados, bem como quando existe uma inflamação que pode levar a complicações. A extração de dentes também pode ser necessária para criar espaço para implantes ou outras próteses.

3.3.2 Cirurgia gengival

Podem ser necessárias cirurgias às gengivas para criar condições óptimas para a colocação de estruturas protéticas, tais como implantes, pontes ou coroas. Estas cirurgias incluem:

- **Gengivoplastia** - melhorar a estética das gengivas e prepará-las para a instalação de estruturas ortopédicas.
- A gengectomia consiste na remoção de parte da gengiva para melhorar o acesso aos dentes ou o seu aspeto.

- **Reposicionamento da gengiva** - mover a gengiva para melhorar a sua posição, o que ajuda a proteger as raízes dos dentes e a prevenir a inflamação.

3.3.3 Enxerto ósseo

O enxerto ósseo é necessário quando não existe tecido ósseo suficiente para acomodar os implantes. Isto pode dever-se a uma atrofia óssea ou a uma espessura e altura insuficientes do osso. O enxerto ósseo inclui os seguintes tipos de cirurgia:

- **A elevação do seio maxilar** é uma cirurgia destinada a aumentar o nível de osso no maxilar superior para criar as condições para um implante bem sucedido.
- **Os enxertos ósseos** consistem na utilização de tecido ósseo do doente ou de materiais sintéticos para restaurar a quantidade de osso necessária para o implante.

Estes procedimentos criam a estrutura óssea correta para a colocação de implantes e outras estruturas, o que contribui para a longevidade e funcionalidade dos dentes.

Conclusão

Assim, a preparação da dentição para o tratamento ortopédico requer uma abordagem abrangente que envolva a cooperação interdisciplinar de especialistas de diferentes áreas da medicina e da medicina dentária. O sucesso do tratamento depende em grande parte da coordenação entre ortopedista, ortodontista, cirurgião, terapeuta e periodontista. A utilização de métodos cirúrgicos como a extração de dentes, a cirurgia das gengivas e o enxerto ósseo, bem como a cooperação profissional entre especialistas, permite a longevidade e a elevada funcionalidade das próteses e implantes colocados.

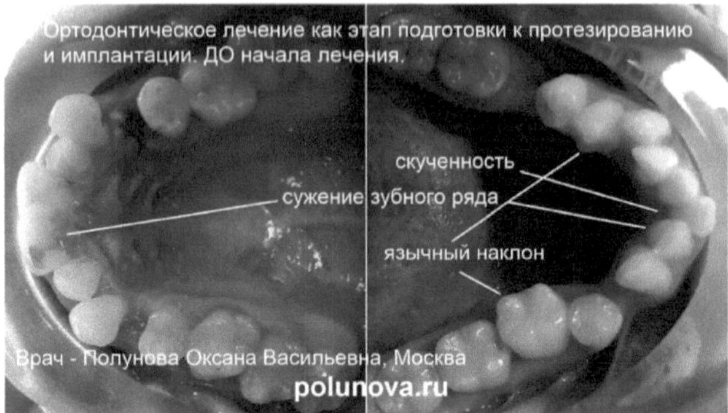

Capítulo 4. Tratamento das deformações secundárias

O tratamento das deformidades secundárias do sistema dentoalveolar é um processo complexo e multifacetado que envolve várias técnicas com o objetivo de restaurar a função normal e a estética dos dentes. Estas deformidades podem ser resultado de traumatismos, doenças, distúrbios de crescimento ou hereditariedade e requerem uma abordagem individualizada. As principais modalidades de tratamento são a ortodontia, a prótese e a implantologia. Em alguns casos, o tratamento pode envolver uma abordagem combinada, utilizando vários métodos, dependendo do grau e da natureza da deformidade.

4.1 Tratamento ortodôntico

O tratamento ortodôntico das deformidades secundárias do sistema dentoalveolar é a fase mais importante destinada a corrigir as anomalias das linhas dentárias e da mordida. A ortodontia permite não só restabelecer a funcionalidade do aparelho mastigatório, mas também melhorar significativamente os indicadores estéticos, o que é importante para os pacientes que procuram recuperar o aspeto normal dos dentes.

4.1.1 Princípios do tratamento ortodôntico

O tratamento ortodôntico tem como objetivo corrigir anomalias como o mau posicionamento dos dentes, desequilíbrios na relação entre o maxilar superior e inferior e anomalias de desenvolvimento da articulação temporomandibular (ATM). É importante que o tratamento seja abrangente e consistente, tendo em conta todas as caraterísticas do paciente.

1. **Diagnóstico e planeamento**: A base para um tratamento ortodôntico bem sucedido é um diagnóstico e um plano de tratamento completos. Nesta fase, o ortodontista efectua um exame completo do paciente, incluindo:
    - Avaliação do estado dos dentes e das gengivas.
    - Uma análise da oclusão, que é o estudo da forma como os dentes do maxilar superior e inferior se tocam.
    - Identificação dos factores que podem ter influenciado o desenvolvimento da deformidade (lesões, doenças, perturbações do crescimento, factores genéticos, etc.).

    Tendo em conta os resultados, é desenvolvido um plano de tratamento individualizado, que determina a sequência de passos e os métodos de correção adequados.

2. **Utilização de diferentes aparelhos**: consoante a situação clínica e o grau de deformidade, podem ser utilizados diferentes tipos de aparelhos ortodônticos:
    - **Os aparelhos ortodônticos** são os dispositivos mais comuns para corrigir a posição dos dentes. Os aparelhos modernos (metal, cerâmica, safira) podem corrigir eficazmente até deformidades complexas, como apinhamento, mordida aberta, mordida profunda e outras.
    - **Aparelhos de treino e protecções bucais** - utilizados para corrigir anomalias menores ou como aparelhos auxiliares, por exemplo, no período preparatório antes de procedimentos mais complexos.
    - **Aparelhos miofuncionais** - utilizados para tratar deformidades causadas por disfunções musculares (por exemplo, hábitos de sucção dos dedos ou perturbações da

respiração bucal), que podem afetar a posição dos dentes e dos maxilares.

3. **Fases do** tratamento ortodôntico: O tratamento ortodôntico pode ser dividido em várias fases sucessivas:
   - **Fase preparatória**: inclui o tratamento de doenças dentárias (cáries, inflamação das gengivas), o fortalecimento dos dentes e o restabelecimento da sua funcionalidade. Esta fase é importante para garantir o sucesso do tratamento posterior.
   - Fase **principal**: nesta fase, são colocados aparelhos ortodônticos (aparelhos, protectores bucais e outros) para corrigir a posição dos dentes e normalizar a oclusão.
   - **A fase final**: inclui a consolidação dos resultados alcançados com a ajuda de retentores - aparelhos especiais que ajudam a manter a posição correta dos dentes após a remoção do aparelho.
4. Tratamento **combinado**: Nalguns casos, o tratamento ortodôntico é combinado com outros métodos, como a cirurgia ou a prótese. Isto pode ser necessário para alcançar o melhor resultado possível, especialmente em casos complexos como anomalias de crescimento dos maxilares ou deformidades graves.

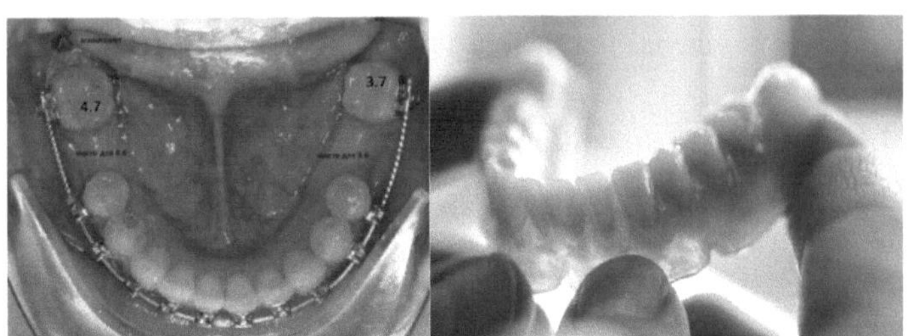

4.1.2 Indicações e contra-indicações

O tratamento ortodôntico está indicado na presença de várias perturbações do sistema dento-alveolar:

1. **Indicações**:
   - Distúrbios da mordida, como mordida distal, mesial, aberta e cruzada.
   - O apinhamento ou espaçamento excessivo dos dentes.
   - Anomalias de desenvolvimento da ATM.
   - Perturbações do crescimento dos maxilares (por exemplo, hipoplasia do maxilar superior ou inferior).
   - Alguns casos de disfunção da ATM estão associados a dentes ou maxilares desalinhados.
2. **Contra-indicações**: O tratamento ortodôntico tem uma série de contra-indicações, incluindo:
   - Doença gengival ou dentária grave que exija tratamento prévio (por exemplo, periodontite, cárie dentária, pulpite).
   - Condições para as quais os aparelhos não podem ser utilizados (por exemplo, osteoporose ou outras doenças ósseas que possam afetar o resultado do tratamento).
   - Doentes com perturbações do desenvolvimento que requerem intervenção cirúrgica, tais como deformações significativas dos maxilares que não podem ser corrigidas apenas por métodos ortodônticos.

4.1.3 Benefícios do tratamento ortodôntico

O tratamento ortodôntico das deformações secundárias tem muitas vantagens:

- **Restabelecimento da função**: uma oclusão correta pode normalizar a função mastigatória, melhorar a dicção e prevenir perturbações da articulação temporomandibular.
- **Melhoria estética**: a correção das deformações dentárias e da mordida melhora a aparência do paciente, o que desempenha um papel importante na adaptação social e na confiança.
- **Prevenção de outras doenças**: a correção de uma mordida incorrecta e do posicionamento dos dentes ajuda a prevenir o desenvolvimento de doenças dos dentes e das gengivas, como as cáries e a periodontite, e reduz a tensão sobre a ATM.

O tratamento ortodôntico é parte integrante de um programa de reabilitação abrangente para o sistema dento-alveolar, ajudando a melhorar tanto a funcionalidade como a estética dos dentes.

4.2 Próteses (removíveis e fixas)

As próteses são uma parte essencial do tratamento abrangente das deformidades secundárias do sistema dentoalveolar, especialmente em casos de danos significativos ou perda de dentes. As próteses podem restaurar a função mastigatória, melhorar a estética e proporcionar ao doente conforto na vida quotidiana. Dependendo do estado dos dentes, da situação clínica do doente e das suas preferências, as próteses podem ser removíveis ou fixas. A escolha entre elas depende de muitos factores, incluindo a anatomia dos maxilares, as possibilidades financeiras e os desejos do doente.

4.2.1 Próteses removíveis

As próteses removíveis são estruturas que podem ser retiradas pelo paciente para manutenção e limpeza, bem como para controlos de rotina com o dentista. São utilizadas nos casos em que as próteses fixas não podem ser colocadas, por exemplo, em casos de perda significativa de dentes ou de falta de dentes num ou em ambos os maxilares.

Vantagens das próteses removíveis:

- **Acessibilidade**: As próteses removíveis são frequentemente menos dispendiosas do que as próteses fixas, tornando-as mais acessíveis aos pacientes com um orçamento apertado.
- **Facilidade de fabrico**: Estas próteses são mais fáceis de fabricar e o processo de adaptação demora normalmente menos tempo.
- **Versatilidade**: As próteses removíveis podem ser utilizadas em casos em que as próteses fixas não são possíveis, por exemplo, quando faltam dentes em várias zonas do maxilar.
- **Cuidados fáceis**: O paciente pode remover a prótese para manutenção regular, limpeza e prevenção de doenças das gengivas.

Desvantagens das próteses removíveis:

- **Desconforto**: As próteses removíveis podem ser desconfortáveis de usar, especialmente no início. Os pacientes queixam-se frequentemente de uma estabilidade incompleta e de uma sensação de corpo estranho na boca.
- **Necessidade de** ajustes: Devido a alterações na estrutura dos dentes ou das gengivas, as próteses removíveis requerem ajustes e substituições regulares.
- **Aspeto psicológico**: Os doentes podem sentir-se inseguros em relação à aparência das próteses removíveis, especialmente se estas forem visíveis quando falam ou riem.

Tipos de próteses removíveis:

1. **Prótese total amovível** - utilizada quando existe uma ausência completa de dentes em ambos os maxilares. Estas próteses substituem toda a linha de dentes e podem ser feitas de diferentes materiais, como acrílico ou componentes de nylon.
2. **Próteses parciais amovíveis** - utilizadas para restaurar um ou mais dentes perdidos. Podem ser fabricadas com estruturas metálicas para maior resistência e fiabilidade

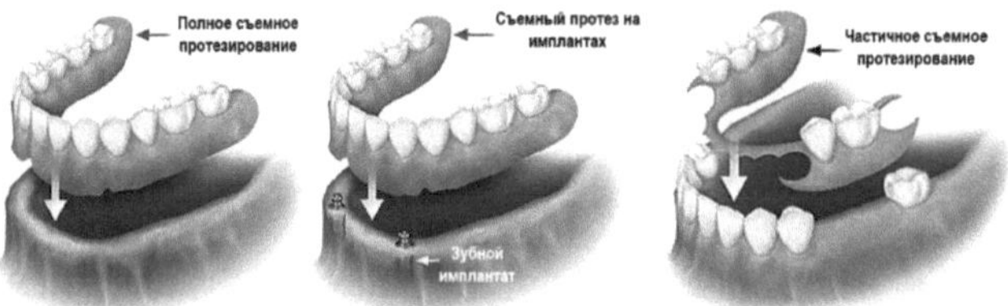

4.2.2 Próteses fixas

As próteses fixas são colocadas de forma permanente e não podem ser removidas pelo doente. Proporcionam maior estabilidade, conforto e atrativo estético, tornando-as a escolha preferida da maioria dos pacientes. As próteses fixas incluem coroas, pontes e próteses suportadas por implantes.

Vantagens das próteses fixas:

- **Elevada estabilidade**: As próteses fixas estão firmemente ancoradas e não requerem esforço adicional para serem colocadas ou ajustadas. São mais estáveis, o que reduz o risco de queda.
- **Conforto**: Os pacientes sentem geralmente menos desconforto com as próteses fixas porque se sentem como dentes naturais.
- **Efeito estético**: Os materiais modernos para próteses fixas (por exemplo, cerâmica) permitem criar desenhos que imitam o mais possível os dentes naturais, tanto na forma como na cor.

- **Durabilidade**: As próteses fixas têm uma longa vida útil e podem durar décadas com os cuidados adequados.

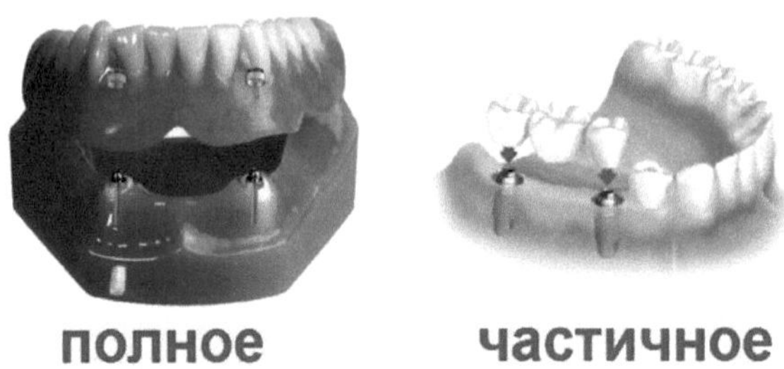

Tipos de próteses fixas:

1. **As coroas** são próteses que cobrem todo o dente, restaurando a sua forma, tamanho e função. As coroas podem ser metálicas, cerâmicas ou uma combinação destas. São utilizadas em caso de danos significativos nos dentes, tais como cáries devidas a cáries ou traumatismos.

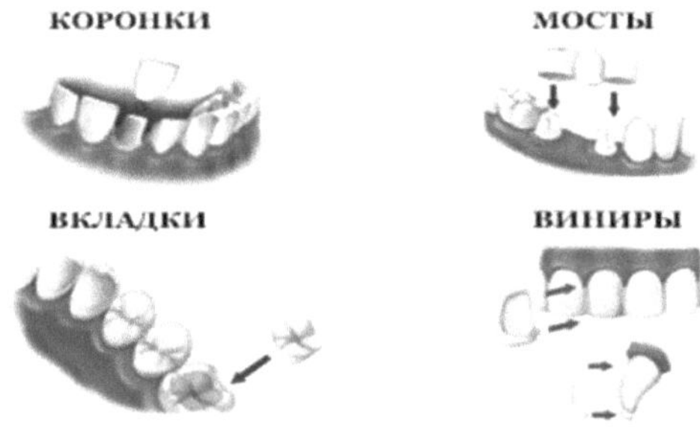

2. **Pontes** - utilizadas para restaurar vários dentes perdidos. A prótese consiste em dentes artificiais que são colocados em cima dos dentes saudáveis restantes, criando assim uma ponte.

3. As próteses sobre implantes são **próteses** colocadas sobre implantes dentários que são implantados no maxilar. Este método é particularmente adequado para restaurar dentes se os dentes naturais tiverem sido completamente perdidos.

ВИДЫ СЪЁМНОГО ПРОТЕЗИРОВАНИЯ
с опорой на дентальные имплантаты

съемный протез с фиксацией к специальным замкам, установленным на имплантаты

съемный протез с опорой на балку (или балки), установленную на имплантаты

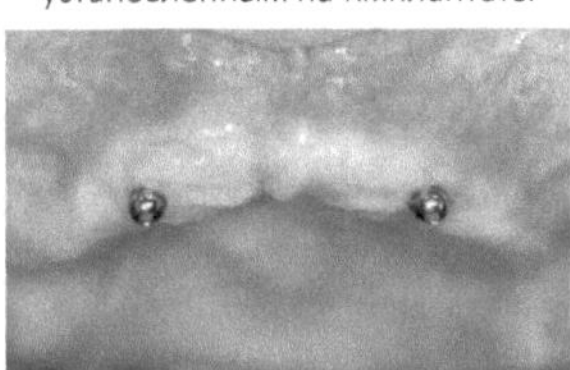

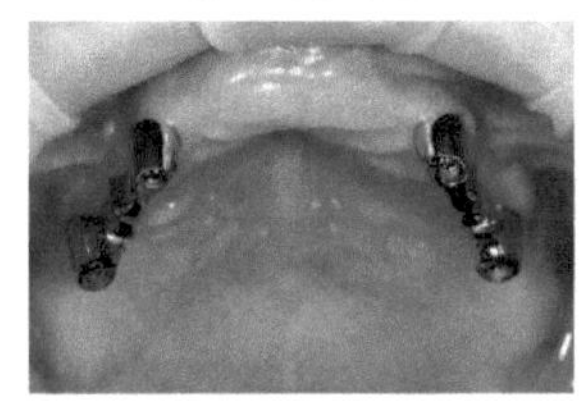

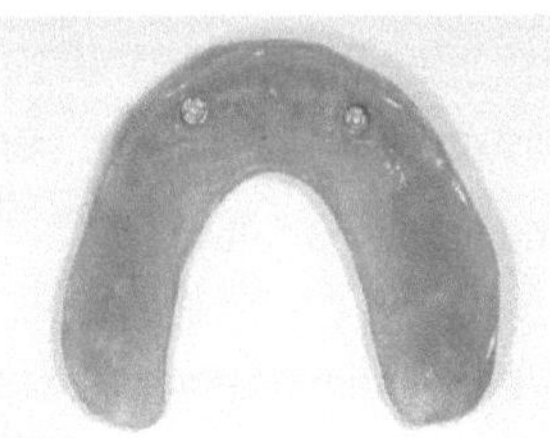

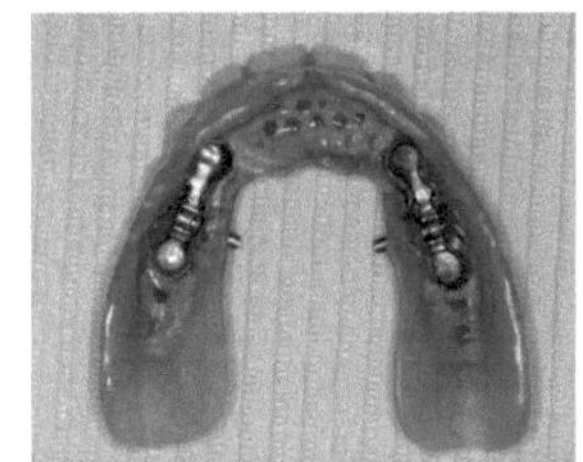

4.2.3 Planeamento e fases do tratamento protético

O processo de colocação de próteses é um procedimento de várias etapas que inclui o diagnóstico, a preparação dos dentes, o fabrico das próteses e a sua colocação. O sucesso das próteses depende de um planeamento cuidadoso e da execução de todas as etapas.

1. **Diagnóstico e avaliação do estado dos dentes**: A primeira fase envolve um diagnóstico abrangente, incluindo um exame dos dentes, gengivas e radiografias. Isto ajuda a determinar a extensão da perda de dentes, a saúde dos ossos e das gengivas, bem como a possibilidade de utilizar determinados métodos protéticos.

2. **Preparação** dos dentes: Se os dentes precisarem de ser polidos (por exemplo, para coroas) para se adaptarem à prótese, são preparados nesta fase. Em alguns casos, é necessário tratar doenças dos dentes ou das gengivas, como cáries, inflamação das gengivas ou periodontite.
3. **Impressões e fabrico de próteses**: Após a preparação dos dentes, o especialista tira impressões dos dentes do paciente, que são utilizadas para criar próteses individuais. Dependendo do tipo de prótese, são utilizados diferentes materiais, tais como acrílico, metal, cerâmica e compósitos.
4. **Colocação e correção da prótese**: Nesta fase, as próteses são colocadas nos dentes e é verificado o seu ajuste e conforto para o doente. Uma vez colocadas as próteses, podem ser necessários ajustes adicionais para obter uma mordida, estética e conforto óptimos. É importante que as próteses se ajustem perfeitamente e não causem desconforto ao mastigar ou falar.

As próteses são, portanto, uma parte importante da restauração do sistema maxilofacial, permitindo aos pacientes recuperar a função dentária e a aparência estética perdidas. A escolha correta do tipo de prótese, o planeamento cuidadoso e a execução de qualidade de todas as fases da prótese são a chave para um resultado bem sucedido e duradouro.

4.3 A Implantologia como parte de uma abordagem holística

A implantologia é um componente essencial de uma abordagem abrangente no tratamento de deformidades secundárias do sistema dento-mandibular, especialmente em casos de perda de dentes. Os implantes dentários são raízes artificiais que são colocadas no osso maxilar para substituir os dentes perdidos. Este método permite restaurar não só a estética mas também a funcionalidade do sistema dento-mandibular com uma intervenção mínima e um elevado grau de longevidade.

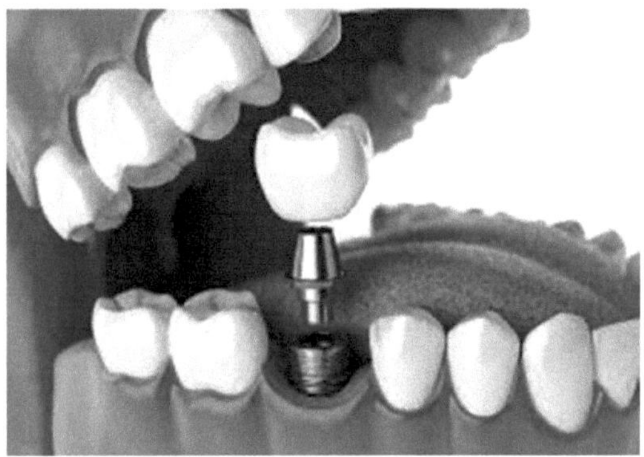

4.3.1 Benefícios da implantologia

1. **Preservação óssea**: Os implantes dentários ajudam a prevenir a perda óssea que ocorre inevitavelmente com a perda de dentes a longo prazo. O implante estimula o tecido ósseo a manter o seu volume, o que é especialmente importante na ausência total de dentes. Isto evita a necessidade de procedimentos complexos de restauração óssea (por exemplo, enxertos ósseos).
2. **Estabilidade e longevidade**: Os implantes dentários, corretamente colocados e tratados, podem durar décadas, proporcionando uma elevada funcionalidade e conforto ao paciente. Ao contrário das próteses removíveis, que requerem ajustes regulares e podem ser menos estáveis, os implantes proporcionam estabilidade e longevidade.
3. **Vantagens estéticas**: Os implantes dentários modernos podem ser equipados com coroas de cerâmica ou de zircónio que imitam totalmente os dentes naturais. Isto permite obter excelentes resultados estéticos que são tão bons como a aparência dos dentes naturais. Os implantes podem ser perfeitamente adaptados em

termos de cor e forma, o que é especialmente importante para os pacientes que se preocupam com a sua aparência.

4. **Apoio funcional**: Para além dos benefícios estéticos, os implantes restauram a função mastigatória normal, permitindo que os pacientes voltem a mastigar completamente os alimentos. Isto melhora a qualidade de vida e promove uma digestão correta, uma vez que restaura a carga sobre o maxilar e promove a sua saúde.
5. **Minimizar os danos nos** dentes **vizinhos**: Ao contrário das pontes, que requerem o desgaste dos dentes vizinhos para serem colocadas, os implantes não envolvem dentes saudáveis, minimizando o risco de os danificar.

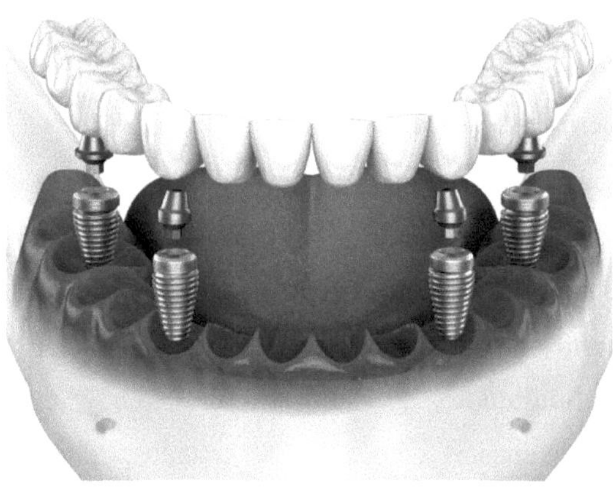

4.3.2 Processo de colocação de implantes

O processo de colocação de implantes dentários envolve várias etapas fundamentais, cada uma das quais requer um especialista altamente qualificado.

1. **Avaliação do paciente**: Antes da colocação de implantes, deve ser efectuada uma avaliação diagnóstica completa, incluindo radiografias e tomografias computorizadas (TC), para avaliar a

saúde óssea e identificar possíveis contra-indicações. Também é importante determinar o tipo de implante que será mais eficaz para o seu caso específico.

2. Fase **cirúrgica**: Nesta fase, o implante é implantado no osso maxilar. A cirurgia é efectuada sob anestesia local e demora normalmente entre 30 minutos e várias horas, dependendo da complexidade do caso. É importante que o cirurgião utilize tecnologia moderna (por exemplo, planeamento 3D) para colocar com precisão o implante no osso, o que aumenta a probabilidade de uma integração bem sucedida do implante.
3. **Fase de recuperação**: Após a colocação do implante, há um período de cicatrização que pode durar de 3 a 6 meses. Durante este período, o implante funde-se com o tecido ósseo, um processo conhecido como osseointegração. É importante que o doente siga as recomendações do médico durante este período para evitar infecções e outras complicações.
4. **Colocação da prótese sobre implante**: Após a fusão bem sucedida do implante com o tecido ósseo, é colocada uma prótese (coroa, ponte ou prótese amovível). A prótese é personalizada de acordo com a anatomia do paciente para garantir o conforto e uma aparência natural.

4.3.3 Aplicação da implantologia nas deformações secundárias

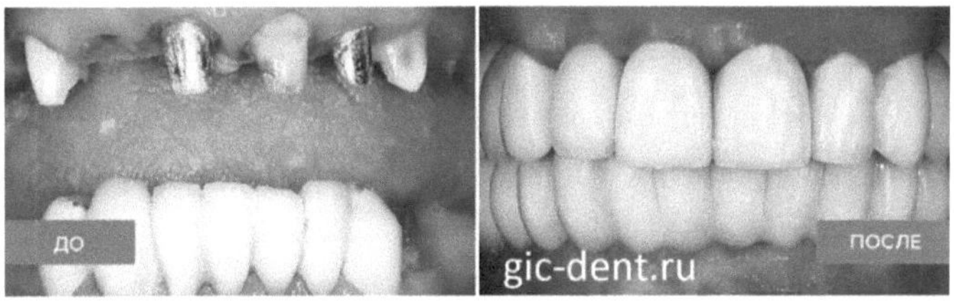

A Implantologia desempenha um papel fundamental no tratamento de deformidades secundárias, especialmente nos casos em que a perda de dentes conduz a problemas funcionais e estéticos. Nestes casos, os implantes são utilizados para restaurar os dentes perdidos e assegurar uma mordida correta.

- **Restauração de dentes perdidos**: Se um ou mais dentes forem perdidos, podem ser colocados implantes para restaurar a linha de dentes. Isto evita a deformação dos dentes adjacentes e a perda da função mastigatória.
- Pontes **suportadas por implantes**: Se vários dentes forem perdidos, os implantes podem ser utilizados para a colocação de pontes, que oferecem estabilidade e durabilidade em comparação com as próteses removíveis tradicionais.
- **Próteses** sobre implantes **para pacientes com deformidades**: A implantologia é particularmente importante para pacientes com deformidades causadas por traumatismos, doenças gengivais, anomalias no crescimento dos maxilares ou mesmo defeitos congénitos. Nestes casos, os implantes podem restaurar a posição normal dos dentes e dos maxilares, melhorando os resultados estéticos e funcionais.
- **Tratamento da doença das gengivas e das suas consequências**: A colocação de implantes também pode ser utilizada para restaurar dentes em doentes com doença crónica das gengivas, como a periodontite. Nestes casos, a implantologia pode ser uma melhor alternativa aos métodos protéticos tradicionais, uma vez que os implantes podem estimular o osso e evitar uma maior atrofia.
- **Utilização em tratamentos complexos**: A implantologia é frequentemente combinada com tratamentos ortodônticos e

protéticos. Por exemplo, após a correção da mordida com aparelhos ortodônticos, podem ser colocados implantes para restaurar dentes perdidos, melhorando não só as caraterísticas funcionais mas também estéticas do sistema maxilofacial.

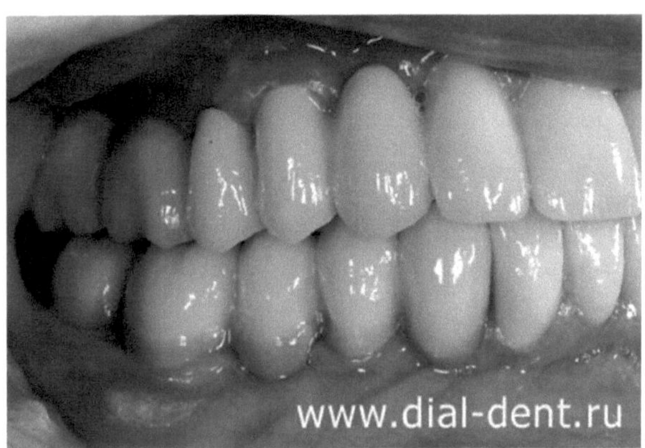

Assim, a implantologia é um componente importante no tratamento das deformidades secundárias do sistema dento-mandibular, proporcionando resultados a longo prazo e altamente eficazes. Uma abordagem abrangente, incluindo métodos implantológicos, ortodônticos e protéticos, permite aos pacientes recuperar a função perdida, restaurar a aparência estética dos dentes e melhorar a sua qualidade de vida.

Capítulo 5. Reabilitação dos doentes

A reabilitação de doentes após tratamento ortopédico e ortodôntico de deformidades secundárias do sistema dentoalveolar é uma fase crucial que visa o restabelecimento total da função física e do conforto psicológico do doente. Inclui vários componentes fundamentais: apoio psicológico, tratamento de suporte e profilaxia, e análises regulares dos resultados a longo prazo, que permitem avaliar a eficácia do tratamento efectuado e prevenir possíveis complicações. Estes aspectos são importantes para a obtenção de um resultado sustentável e duradouro, tanto a nível funcional como estético.

5.1 Aspectos psicológicos da reabilitação

O apoio psicológico desempenha um papel fundamental no processo de reabilitação, especialmente após o tratamento ortopédico e a colocação de próteses ou implantes complexos. As perturbações dentárias podem ter um impacto significativo na autoestima, na autoconfiança e na adaptação social do doente. O desconforto psicológico causado por defeitos externos pode retardar o processo de cura se as necessidades emocionais e psicológicas do doente não forem tratadas. A importância do apoio psicológico em todas as fases do tratamento e da reabilitação não pode ser sobrestimada, uma vez que contribui não só para uma recuperação bem sucedida, mas também para a formação de resultados positivos e sustentáveis.

5.1.1 Impacto das deformações no estado psico-emocional do paciente

As deformidades maxilofaciais, especialmente as que requerem a intervenção de um ortopedista ou ortodontista, podem ter um impacto significativo na perceção que os pacientes têm da sua aparência. Alterações na mordida, perda de dentes ou defeitos na sua posição causam frequentemente os seguintes problemas psico-emocionais:

1. **Desconforto psicológico**: Os doentes com deformações dos maxilares sentem-se frequentemente embaraçados ou envergonhados com a aparência dos seus dentes. Isto pode levar a uma diminuição da auto-confiança, sentimentos de inferioridade e até mesmo ao isolamento social. Os doentes podem evitar a socialização, sentir-se embaraçados ao sorrir, o que agrava os problemas e causa mais dificuldades nas relações pessoais e profissionais.
2. **Ansiedade social**: Os doentes com deformidades dentárias preocupam-se frequentemente com o facto de não conseguirem comunicar ou sorrir livremente, receando a forma como são vistos pelos outros. Isto pode causar ansiedade em situações sociais, em que a pessoa se preocupa com o facto de ser julgada ou rejeitada devido à sua aparência. Isto pode levar a um contacto social limitado e a uma qualidade de vida reduzida.
3. **Depressão e stress**: Muitas vezes, os doentes que sofrem de doença dentária ou perda de dentes sofrem de stress, depressão ou perturbações de ansiedade. Estes estados emocionais podem tornar o processo de reabilitação muito mais difícil. O stress psicológico aumenta o desconforto físico associado ao tratamento e pode dificultar a adaptação a novas próteses ou implantes. Este facto realça a importância da intervenção de um psicólogo ou psicoterapeuta na reabilitação global dos pacientes.

4. **Barreiras psicológicas ao tratamento**: Os doentes preocupados com as deformações externas podem atrasar o início do tratamento ou evitar o tratamento devido ao medo da dor, à duração do processo ou à falta de confiança nos métodos de tratamento. Este facto pode atrasar ou complicar o próprio processo de reabilitação.

5.1.2 Apoio psicológico e métodos de correção

O apoio psicológico é uma parte integrante da reabilitação e deve abordar vários aspectos importantes:

1. **Reduzir o stress e a ansiedade**: É importante que os doentes se sintam confiantes e confortáveis durante e após o tratamento. Podem ser utilizadas técnicas de relaxamento, como exercícios de respiração, ioga ou meditação, para ajudar os doentes a reduzir o stress e a tensão. As sessões de psicoterapia podem ajudar os doentes a ultrapassar os medos relacionados com o tratamento e a reabilitação.
2. **Aconselhamento psicológico**: Trabalhar com um psicólogo ajuda os doentes a lidar com a baixa autoestima e as dificuldades emocionais associadas às deformidades dentoalveolares. O especialista pode utilizar a terapia cognitivo-comportamental (TCC), que tem como objetivo mudar pensamentos e crenças negativas, aumentar a autoconfiança e a aceitação da própria aparência.
3. **Sessões de grupo e apoio**: Os programas de apoio que incluem o encontro com outros doentes com problemas semelhantes podem ser úteis. O apoio dos pares e a partilha de experiências podem ajudar os doentes a sentirem que não estão sozinhos e podem aumentar a motivação para continuar o tratamento e a recuperação.

4. **Programas de educação**: A educação dos doentes sobre o processo de tratamento e os possíveis resultados também ajuda a reduzir a ansiedade. Saber como o tratamento irá decorrer e o que esperar em cada fase pode reduzir significativamente o sofrimento psicológico.
5. **Adaptação psicológica às novas próteses ou implantes**: As próteses ou implantes que foram colocados demoram algum tempo a habituar-se. Os pacientes podem sentir desconforto ou aversão às novas estruturas. Nessas alturas, o apoio psicológico é importante para ajudar o paciente a adaptar-se e a aceitar a prótese ou o implante como uma parte natural do seu corpo.

5.1.3 Impacto de uma reabilitação bem sucedida no estado psico-emocional do paciente

Uma reabilitação corretamente organizada e uma restauração bem sucedida do sistema dento-mandibular, tanto a nível funcional como estético, têm um efeito profundo no estado psico-emocional do paciente. Quando os doentes vêem mudanças positivas na sua aparência, quando a função mastigatória é restaurada e os problemas de fala desaparecem, a sua auto-confiança aumenta significativamente.

- **Melhor adaptação social**: Após um tratamento bem sucedido, os doentes regressam frequentemente a uma vida social normal e tornam-se mais confiantes na socialização sem se sentirem inseguros em relação à sua aparência. Isto pode melhorar significativamente a sua qualidade de vida e reduzir os seus níveis de stress.
- **Melhoria do bem-estar psicológico**: O restabelecimento da estética e da função normais do sistema maxilofacial ajuda os

pacientes a aliviar os sentimentos de vergonha e depressão, melhorando a sua autoestima e o seu **bem-estar** psicológico geral.

- **Maior motivação para manter os resultados**: Após uma restauração bem sucedida, é mais fácil para os pacientes monitorizarem o estado dos seus dentes e seguirem as recomendações do médico para cuidados preventivos, o que também contribui para um resultado duradouro do tratamento.

Assim, uma abordagem integrada da reabilitação do doente inclui não só a recuperação fisiológica, mas também o apoio psicológico, o que garante uma maior eficácia do tratamento e contribui para uma adaptação bem sucedida do doente à sociedade.

5.1.2 O papel do psicólogo no processo de reabilitação

O apoio psicológico ao doente durante a reabilitação é um elemento importante para alcançar um resultado positivo. Um psicólogo pode ajudar o doente:

- **Ultrapassar o medo e a ansiedade**: Muitas vezes, os doentes estão ansiosos em relação a procedimentos cirúrgicos futuros, como os implantes. Um psicólogo pode trabalhar com o doente para reduzir o stress e o medo, informando-o sobre o tratamento e a sua segurança.
- **Reforçar a motivação**: O processo de tratamento pode ser longo e exigir paciência. Um psicólogo ajuda o doente a manter-se motivado e apoia-o nos momentos difíceis.
- **Trabalhar a autoestima**: O psicólogo ajuda o paciente a melhorar a sua auto-perceção, a lidar com complexos relacionados com a aparência e a manter uma atitude positiva em relação ao tratamento.

5.1.3 Adaptação social

Na reabilitação, deve ser dada especial atenção à adaptação social do doente. Em alguns casos, a restauração do sistema maxilar permite ao doente regressar a uma vida social normal, melhorar a sua capacidade de comunicar com os outros e restaurar os laços sociais perdidos. Também é importante trabalhar com os entes queridos do doente para garantir que apoiam o doente durante o processo de reabilitação e compreendem as suas preocupações.

5.2 Tratamento de apoio e prevenção

O tratamento de apoio e a prevenção desempenham um papel fundamental no sucesso a longo prazo do tratamento ortopédico e ortodôntico, garantindo resultados sustentáveis e duradouros após a conclusão da fase ativa da terapia. Mesmo depois de corrigidas as deformações e restaurado o sistema maxilofacial, é importante seguir as recomendações dos especialistas para evitar recaídas, manter a saúde dos dentes e das gengivas e assegurar a longevidade das próteses e implantes colocados. As medidas preventivas ajudam não só a manter os resultados do tratamento, mas também a evitar o aparecimento de novas doenças dentárias.

5.2.1 Tratamento de apoio

O tratamento de manutenção inclui medidas destinadas a manter a saúde do sistema maxilofacial, estabilizar os resultados obtidos e prevenir possíveis complicações. Os principais componentes do tratamento de manutenção:

1. **Check-ups regulares**: Após a conclusão da fase principal do tratamento, o doente deve fazer check-ups regulares com um

dentista ou protésico. Isto é necessário para monitorizar o estado dos dentes e das gengivas, bem como para verificar se as próteses e os implantes estão corretamente colocados. A deteção atempada de possíveis problemas ajuda a evitar complicações e a prolongar a vida útil das estruturas instaladas.

2. Ajustes **da prótese**: Nos primeiros meses após a colocação de próteses ou implantes, o doente pode sentir desconforto ou necessidade de pequenos ajustes. Estes ajustes podem incluir a remodelação das próteses, a sua fixação ou a adaptação dos implantes para ajudar a melhorar o conforto e a funcionalidade. Deve ser dada especial atenção aos ajustamentos no primeiro ano após a colocação, quando os tecidos orais ainda se estão a adaptar às alterações.
3. Cuidados **orais**: Os pacientes recebem recomendações de cuidados orais para prevenir doenças das gengivas ou cáries dentárias, bem como cuidados com implantes e próteses. Isto inclui técnicas de escovagem corretas, uso de fio dental e utilização de lavagens anti-sépticas para ajudar a manter as gengivas saudáveis e evitar a inflamação.
4. **Controlos preventivos com especialistas afins**: Em alguns casos, pode ser necessário consultar outros especialistas, como um periodontista, se o doente tiver tendência para ter doenças das gengivas. Os controlos sistemáticos da mordida e do maxilar com um ortodontista também podem fazer parte do tratamento de manutenção.

5.2.2 Prevenção de doenças

As medidas preventivas desempenham um papel fundamental na manutenção da saúde dentária a longo prazo. Uma prevenção adequada das doenças pode evitar o desenvolvimento de complicações e garantir a sobrevivência a longo prazo dos resultados do tratamento:

1. **Prevenção de** doenças **das gengivas**: As doenças das gengivas, como a periodontite e a gengivite, podem causar a perda de dentes ou afetar a estabilidade dos implantes. Para prevenir estas doenças, recomenda-se a realização de limpezas higiénicas regulares no dentista, a utilização de enxaguamentos e pastas de dentes antibacterianos e a manutenção de uma boa higiene em casa. É especialmente importante cuidar do estado das gengivas no local onde são colocadas as próteses e os implantes, onde ocorre frequentemente uma inflamação.
2. Prevenção da cárie: Para prevenir a cárie dentária, é importante praticar uma boa higiene oral, incluindo a escovagem duas vezes por dia com pasta dentífrica com flúor. Também é importante limitar a ingestão de açúcar, especialmente sob a forma de bebidas açucaradas e alimentos que podem ser uma fonte de atividade bacteriana na boca. As limpezas profissionais regulares no dentista também são importantes para prevenir as cáries e as doenças das gengivas.
3. **Utilização de aparelhos de contenção**: Após o tratamento ortodôntico, a utilização de aparelhos de contenção (placas ou protectores bucais) é uma medida preventiva importante para manter a posição correta dos dentes. As contenções evitam a recorrência de deformidades e ajudam a consolidar os resultados do tratamento. É importante que o paciente siga as recomendações do médico relativamente ao tempo e ao regime de utilização das contenções.
4. **Monitorizar a saúde dos implantes e das próteses**: Os doentes que usam implantes ou próteses devem ser examinados

regularmente para se certificarem de que não existe inflamação dos tecidos, infeção ou outros problemas. Apoiar o sistema maxilofacial com exames regulares e cuidados com os implantes pode ajudar a evitar problemas como a peri-implantite (inflamação do tecido à volta do implante).

5.2.3 Estilo de vida e alimentação

O estilo de vida e a nutrição de um paciente desempenham um papel importante na prevenção de doenças do sistema dentoalveolar e na manutenção da sua saúde. Algumas recomendações importantes:

1. **Evitar maus hábitos**: O tabagismo, o consumo excessivo de álcool e hábitos como o ranger de dentes (bruxismo) ou a mastigação de objectos duros (lápis, unhas) podem afetar negativamente o estado dos dentes, gengivas e implantes. O tabagismo, em particular, está associado a um maior risco de doença gengival, a um sistema imunitário enfraquecido e a uma menor capacidade de cicatrização dos tecidos.
2. **Boa nutrição**: Uma dieta rica em vitaminas, minerais e cálcio ajuda a fortalecer o esmalte dos dentes e a manter as gengivas e os ossos saudáveis. É aconselhável incluir na dieta alimentos que contenham fósforo, vitaminas A, D, E e alimentos ricos em antioxidantes, como legumes, frutos e nozes. É importante evitar o consumo excessivo de açúcar e hidratos de carbono para prevenir as cáries dentárias e as doenças das gengivas.
3. Atividade **física regular**: Manter a atividade física ajuda a melhorar a circulação sanguínea, o que tem um efeito positivo na saúde dos tecidos orais. A atividade física também ajuda a reduzir o stress e a melhorar a saúde geral do corpo, o que ajuda o corpo a

recuperar mais rapidamente dos procedimentos e a manter a função normal do sistema imunitário.

4. **Limitar a mastigação de** alimentos duros: mastigar alimentos excessivamente duros, como nozes, gelo ou sementes, pode causar danos nos dentes, nas próteses ou nos implantes. Os doentes devem evitar estes hábitos para evitar danos e garantir a longevidade dos implantes.

5.2.4 Controlo e resultados a longo prazo

Um dos aspectos mais importantes do tratamento de manutenção é o controlo regular dos resultados do tratamento a longo prazo. O acompanhamento sistemático ajuda a identificar possíveis problemas numa fase precoce, a corrigir atempadamente as acções terapêuticas e a prevenir o desenvolvimento de complicações. É importante que o doente continue a colaborar com o médico e a seguir as recomendações, a fim de manter e melhorar os resultados obtidos.

5.3 Análise dos resultados a longo prazo

A análise dos resultados a longo prazo é uma fase importante na reabilitação dos doentes, uma vez que permite não só avaliar o sucesso do tratamento, mas também identificar possíveis complicações que possam surgir no futuro.

5.3.1 Avaliação da eficácia do tratamento

São utilizados vários métodos para avaliar a eficácia do tratamento a longo prazo:

- **Avaliação dos resultados funcionais**: Inclui a verificação da função mastigatória, a avaliação da estabilidade das próteses ou implantes e a análise da função da ATM.

- **Avaliação estética**: Um aspeto importante é a restauração da estética da dentição, ou seja, até que ponto os dentes foram restaurados com sucesso em termos de aparência e até que ponto o paciente está satisfeito com isso.

5.3.2 Identificação de complicações

Mesmo com um tratamento bem sucedido, podem ocorrer complicações, tais como:

- **Rejeição do implante**: Em casos raros, os implantes podem não vingar, exigindo intervenções adicionais.
- **Problemas nas gengivas**: Podem ocorrer infecções ou inflamação das gengivas à volta dos implantes ou das próteses se as recomendações de cuidados orais não forem seguidas.
- **Desgaste ou danos na prótese**: As próteses podem ter de ser substituídas ou ajustadas devido ao desgaste, o que pode resultar na necessidade de uma nova intervenção.

5.3.3 Durabilidade do tratamento

A longevidade dos resultados do tratamento depende de muitos factores, tais como o cuidado adequado dos dentes e das próteses, a adesão às recomendações do dentista e a ausência de doenças que afectem o sistema dento-mandibular. Idealmente, os resultados do tratamento devem durar muitos anos se todas as recomendações forem seguidas.

5.3.4 Satisfação dos doentes

Um dos principais indicadores do sucesso do tratamento é a satisfação do paciente com os resultados. Esta satisfação é avaliada através de inquéritos, entrevistas e observação do paciente. É importante que o paciente se sinta confortável e confiante no seu novo sistema dentoalveolar, o que afecta diretamente a sua qualidade de vida.

Assim, a reabilitação de doentes após tratamento ortopédico e ortodôntico de deformidades secundárias inclui não só a restauração física do sistema dentoalveolar, mas também apoio a nível psicológico. O tratamento de apoio e a profilaxia ajudam a manter os resultados do tratamento, e as análises regulares dos resultados a longo prazo permitem a identificação atempada de possíveis problemas e a prevenção de complicações.

Conclusão

O tratamento das deformidades secundárias do sistema dentoalveolar é um processo complexo e multifacetado que requer uma abordagem abrangente. Um diagnóstico exato, um tratamento ortodôntico e protético individualizado e a utilização de tecnologias modernas, como a implantologia e a modelação 3D, são componentes importantes deste processo. No entanto, o sucesso do tratamento não se limita à restauração física do sistema maxilar, mas inclui também a reabilitação psicológica do paciente, o tratamento de apoio e a prevenção, bem como a avaliação dos resultados a longo prazo.

Durante a reabilitação, é importante ter em conta não só os aspectos físicos, mas também os aspectos psicológicos. Os doentes que estão preocupados com defeitos externos ou problemas funcionais necessitam de apoio psicológico adequado, que desempenha um papel fundamental no sucesso do restabelecimento da sua confiança e adaptação social. O tratamento de apoio e a prevenção são também essenciais para a longevidade dos resultados do tratamento, evitando recorrências e mantendo a saúde do sistema maxilofacial durante muitos anos.

Principais conclusões:

1. **Abordagem** abrangente: O tratamento da má oclusão secundária requer uma abordagem abrangente que combine técnicas de ortodontia, ortopedia e implantologia. Cada um destes métodos desempenha o seu papel único no restabelecimento da função normal e da estética do sistema dentoalveolar.
2. **A importância do apoio psicológico**: Os aspectos psicológicos do tratamento são importantes porque uma má oclusão ou perda de dentes pode afetar significativamente a autoestima do paciente. O

apoio psicológico e o trabalho com o paciente sobre a sua auto-perceção são elementos importantes para uma reabilitação bem sucedida.

3. **Tratamento de apoio e prevenção**: Após a conclusão da fase principal do tratamento, devem ser efectuados controlos regulares, medidas preventivas e recomendações de cuidados orais para evitar complicações e manter os resultados a longo prazo.
4. **Eficácia do tratamento a longo prazo**: As análises regulares dos resultados a longo prazo ajudam a identificar eventuais problemas numa fase precoce e a avaliar a eficácia do tratamento em termos de resultados funcionais e estéticos.

Recomendações para a prática clínica:

1. **Integração de diferentes métodos de tratamento**: É importante combinar o tratamento ortodôntico e protético com intervenções implantológicas para obter o resultado mais sustentável e eficaz. A utilização da modelação 3D e de outras tecnologias modernas ajudará a melhorar a precisão do diagnóstico e do planeamento do tratamento.
2. **Apoio psicológico aos doentes**: Todos os doentes devem receber apoio psicológico durante todo o processo de tratamento, incluindo informações sobre o tratamento a efetuar e as possíveis consequências. A preparação psicológica ajuda a evitar o stress e a ansiedade do doente.
3. **Acompanhamento regular e prevenção**: Após a conclusão do tratamento principal, é importante aconselhar os pacientes a efetuar exames de acompanhamento regulares, a utilizar aparelhos de contenção e a prevenir doenças gengivais e cáries para manter os resultados do tratamento e evitar recorrências.

4. **Educação do doente sobre cuidados orais**: Os doentes devem ser informados sobre os cuidados adequados a ter com os dentes e as próteses, incluindo a utilização de produtos de higiene especiais e de enxaguamentos profilácticos para prevenir doenças das gengivas e cáries.
5. **Avaliação dos resultados a longo prazo**: É importante não só registar os resultados actuais do tratamento, mas também realizar uma avaliação a longo prazo do sistema maxilofacial, a fim de intervir a tempo se surgirem complicações ou novos problemas.

Assim, o sucesso do tratamento das deformidades secundárias requer o trabalho coordenado de especialistas de várias áreas da medicina e da medicina dentária, bem como a consideração de todos os factores que afectam a saúde do doente. Uma abordagem combinada que inclua diagnóstico, tratamento e reabilitação pode maximizar os resultados na restauração da saúde do sistema dento-mandibular e melhorar a qualidade de vida do paciente.

Lista de referências

1. **Kuzmin, V. A.** (2018). *Métodos modernos de diagnóstico e tratamento de doenças do sistema dentoalveolar*. Moscovo: Livro Médico.
2. **Petrova, I. A.** (2017). *Fundamentos de ortodontia e ortopedia: teoria e prática*. SPb.: Nauchnaya Mysl.
3. **Galkin, M. V.** (2019). *Implantologia no tratamento complexo de doenças do sistema dento-mandibular*. Moscovo: SpetsLit.
4. **Dmitrieva, S. V.** (2020). *Tratamento ortopédico das deformidades secundárias do sistema dentoalveolar*. Moscovo: Rudomino.
5. **Efremova, I. I.** (2017). *Reabilitação de pacientes com doenças do sistema dentoalveolar: recomendações clínicas*. São Petersburgo: Medpress.
6. **Nikolaeva, O. V.** (2016). *Apoio psicológico dos pacientes em medicina dentária: teoria e prática*. Moscovo: Escola de Estomatologia.
7. **Guriev, A. V.** (2021). *Resultados a longo prazo do tratamento de deformidades secundárias do sistema dentoalveolar*. SPb.: Peter.
8. **Marchenko, V. L.** (2015). *Fundamentos de próteses em odontologia*. Moscovo: Medicina.
9. **Frolova, T. I.** (2022). *Tecnologias inovadoras no diagnóstico e tratamento de doenças estomatológicas*. Moscovo: Scientific World.
10. **Shevchuk, L. M.** (2020). *Retentores e a sua utilização após o tratamento ortodôntico*. SPb.: Padrão.

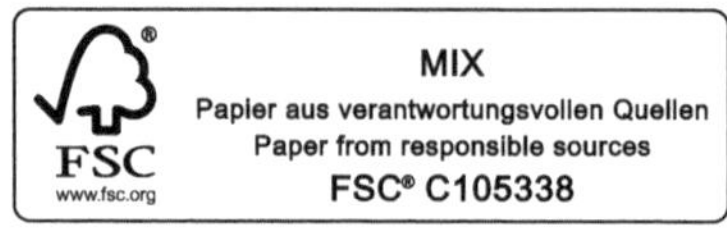

Printed by Books on Demand GmbH, Norderstedt / Germany